みんなで
ワッ歯ッ歯

これだけは
知っておきたい
歯の基礎知識

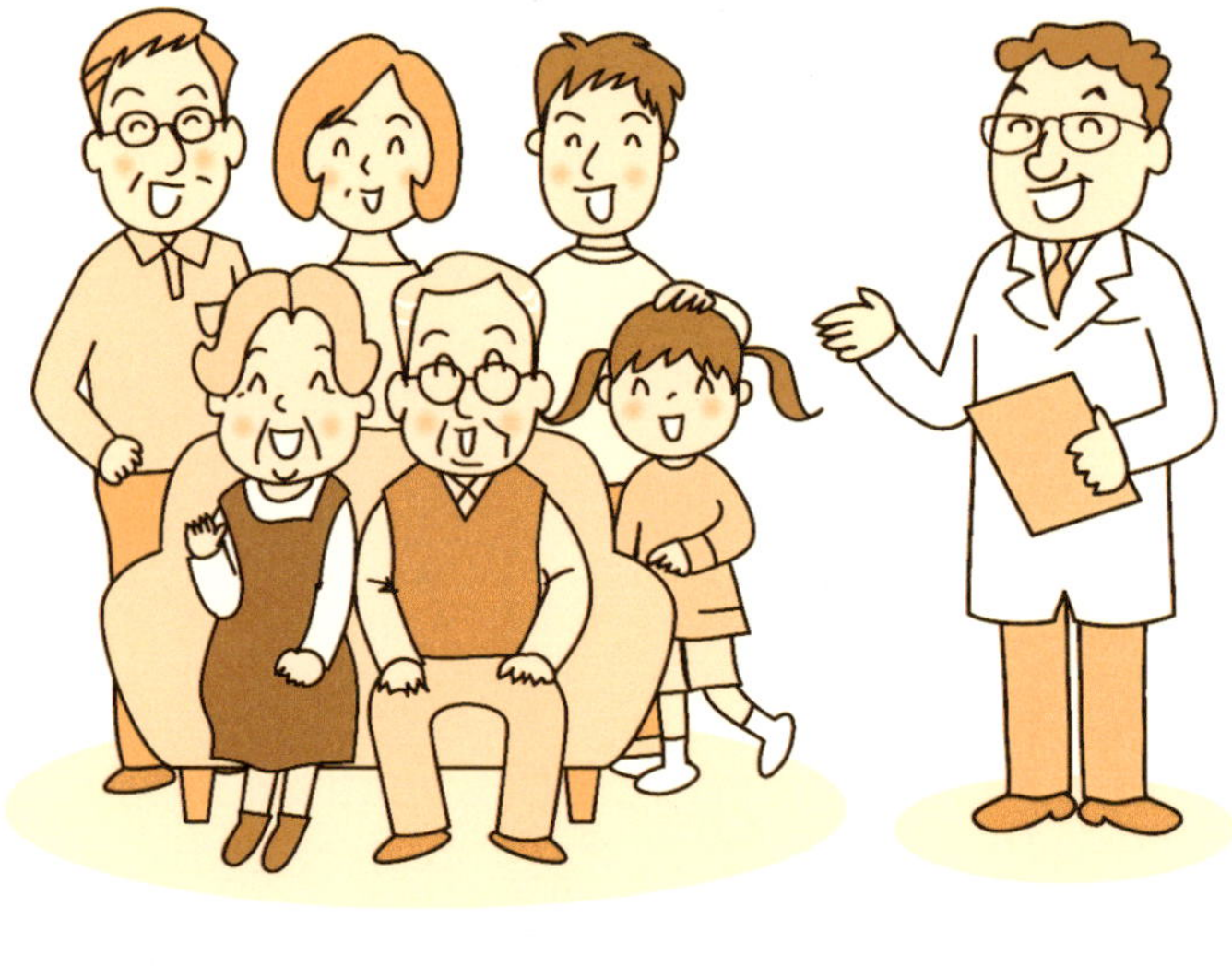

はじめに

本書は、新潟日報紙朝刊において平成十八年六月から翌十九年八月まで連載された「みんなでワッ歯ッ歯―今どきお口の健康事情―」に加筆し、新たに書き起こした項目を加えて構成しています。

連載執筆には、新潟県歯科医師会会員の歯科医師、新潟大学大学院医歯学総合研究科と日本歯科大学新潟生命歯学部の先生方、新潟県福祉保健部の担当者らが当たり、歯科治療・保健の現場に携わる者による分かりやすい治療・予防の紹介が好評をいただきました。おかげさまで連載終了前から、歯科治療・歯科保健の基礎知識を得られる本にまとめてほしいとのご要望が寄せられ、この度の出版となりました。

二〇〇七年度は新潟県歯科医師会創立百周年の年にも当たり、その記念事業の一つとしても大変意義深いものです。

長い歯科医療の歴史の中で、私たち歯科臨床医は患者さんの健康で豊かな人生を送るためのお手伝いをし、ともに歩んできました。しかし、医療知識や医療情報の面では、必ずしも医師と患者さんとが対当であるとは言えないのが現状です。

診療に際しては、医院内での歯科医による患者さんへの病状や診療方法に関する説明が最も大切ですが、こうして本という形で読んで医療知識を整理していただくことも重要ではないかと思います。

先にご紹介したとおり、創立百周年を迎えた新潟県歯科医師会という組織は、行政とともに協力して地域保健を担わせていただき、その成果は十二歳児のむし歯数が日本一少ない県という栄誉を七年連続で維持していることなどに表れています。今後とも時代が求める地域保健とは、歯科医療とは何か、今何ができ、将来何をしなければならないかを考え続けてまいります。

私たち歯科医師は診療室で日々の診療をしながら、治療によって病状が改善し、患者さんの笑顔を見せてもらった時、治療を共有できたと感じた時が臨床医としての至福の時間です。

本書が皆さんの素敵な「笑顔」を作る一助となれば幸いです。

みんなでワッ歯ッ歯　もくじ

カバーデザイン エヌズ
カバーイラスト 荒井晴美
イラスト 太田翔悟

これだけは知っておきたい歯の基礎知識

みんなでワッツ歯ッ歯

健康の基礎はお口から

歯と口（口腔《こうくう》）は、日常生活のさまざまな場面で重要な役割を担っています。その役割は、食べ物をかみ砕く、言葉を発する、表情をつくるなど、食事や人とのコミュニケーションに関係し、楽しく健康的な日常生活を送る上で欠かせないものばかりです。

歯や歯肉が健康で食べ物がよくかめれば、胃や腸にあまり負担をかけずに、全身へ栄養を送ることができます。歯には、切歯（前歯）、犬歯、臼歯の三種類があり、それぞれの歯が食べ物をくわえる、かむ、かみ切る、裂く、砕く役目を果たします。歯ざわり・歯ごたえを楽しむ、食べ物に混ざった砂などの異物を識別するのも歯です。

歯がきれいに生え揃っていれば、はっきりと発音ができ、すてきな笑顔をつくることができます。さらに、重いものを持つときに歯をくいしばる、かむことによって脳の発達によい刺激を与える、脳の老化を防ぐ効果が認められるなど、歯は全身の健康と快適な生活を支えていると言っても過言ではありません。

もし、歯の健康が失われ、歯を失うことになったらどうなるでしょう？　大臼歯《だいきゅうし》（奥歯）を一本失うと、咀嚼《そしゃく》する能率は四割も低下するといわれます。また、歯が揃っていないとはっきりとした発音ができず、スムースな会話が難しくなってしまいます。高齢になって歯を失うにつれて痴呆症になるリスクが高まるともいわれています。

人の歯は、生まれてから数カ月が過ぎたころに生え始める乳歯が六歳ころから永久歯へと生え替わっていき、十三歳ごろに生え揃います。ワニやサメの歯は一生のうちに何度も生えてきますが、人間の永久歯は一度失ってしまうと二度とは生えてきません。ですから取り返しのつかないことになる前に歯の健康を保つ、日々のケアが重要なのです。

歯とお口の健康を守るには、日ごろの歯みがきや歯科医院での定期健診が大切であることは、いまや常識となっています。しかし、毎日の慌しさに追われ、ついつい無関心になりがちであるのも事実です。食後の歯磨きを怠ったり、歯が痛くなった時しか歯科医院へ行かないなど、歯やお口の健康管理は面倒なものと思っていませんか?

最近では、歯やお口の健康が、全身の健康に深く関係していることが分かってきています。歯とお口に関する正しい知識を持ち、毎日のケアを怠らないことが、健康で快適な人生を送るためにとても大切なことなのです。

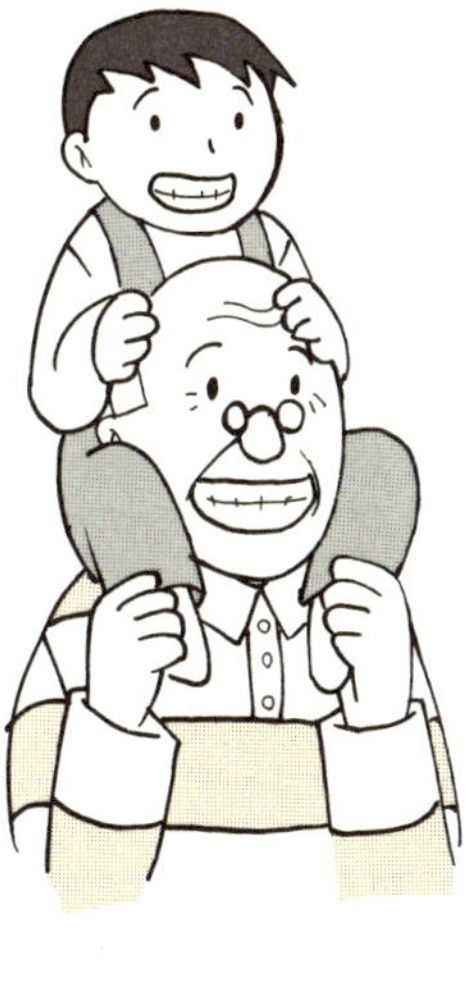

歯の病気

健康な体を維持し、快適で楽しい生活を送るためには歯とお口が健康であることが欠かせません。しかし、お口の手入れを怠ったり、不規則な食生活を送ると、歯とお口の健康はさまざまな病気におかされてしまいます。

◆むし歯

むし歯は、乳歯が生えたばかりの乳幼児から高齢者まで、世代を問わずに注意しなければならない病気です。むし歯の前段階は、口の中にいる細菌（ミュータンス菌など）が砂糖などの糖分を分解し、のり状の物質（デキストラン）を作ります。この物質が接着剤の役目をし、口の中の細菌が塊《かたまり》になって、歯垢（プラーク）ができます。そして歯垢の中の細菌が砂糖などの糖分を代謝して酸を作り出し、歯の表面を溶かすことによってむし歯が始まるのです。

歯は、エナメル質、象牙質、セメント質から成り、外側のエナメル質は水晶と同じくらいの硬さがありますが、むし歯はこのエナメル質さえも溶かしてしまいます。徐々に歯を溶かして進むむし歯は、やがて歯の中心部にある神経や血管が入り組んだ歯髄《しずい》という大切な組織へと達します。ここまでむし歯が達すると、眠れないほどの激しい痛みに襲われます。

◆歯周病

むし歯の次に代表的な歯やお口の病気に歯周病が挙げられます。最近では、テレビや雑誌でもよく取り上げられているので、その名前を一度は耳にしたことがあるかと思います。歯周病は、むし歯と違って痛みもなく進行し、気付いた時には手遅れになってしまっていることが多く、「Silent Disease（沈黙の病気）」とも呼ばれています。

歯周病も歯の表面につくプラークによって起こり、その名の通り「歯の周りの病気」です。歯肉の炎症による腫れ、出血を特徴とする歯肉炎と、それらの症状に加えて歯を支えている組織が破壊されてしまう歯周炎に分けられます。歯周病は自然に治ることはなく、歯科医師の適切な治療を受けなければどんどん悪化してしまう怖い病気です。中高年の八～九割近くが歯周病にかかっていて、自分は大丈夫と思っていても決して他人事ではありません。さらに、歯周病は口腔《こうくう》だけにとどまらず、さまざまな全身の病気を引き起こす可能性もあるのです。

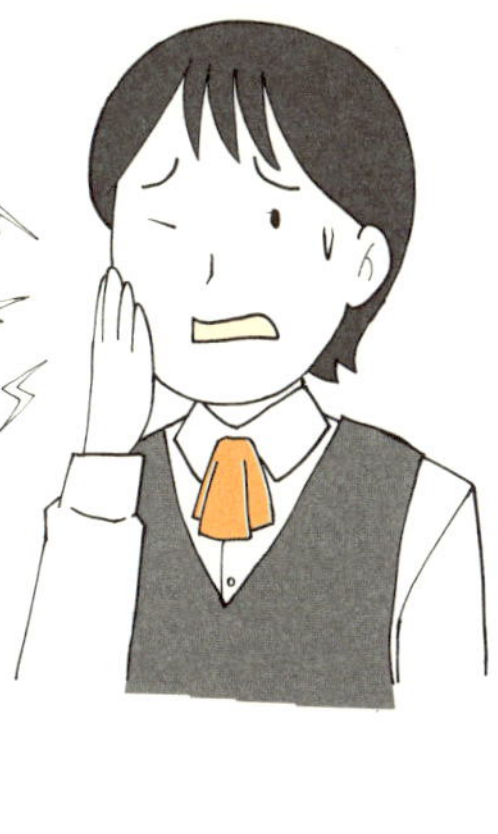

あなたの健康な歯を守るには

私たちの日常生活において重要な役割を持っていて、さらには全身の健康にも大きく関係してくる、歯とお口の健康の重要性はいくら強調しても足りません。大切な自分の歯をいつまでも健康に維持していきたいものですね。

そのため、八十歳になっても二十本以上の歯を保とうと、厚生労働省と日本歯科医師会が中心となって「８０２０運動」が進められています。しかし、年齢とともに体力が衰えていくように、免疫力が落ちてくる四十歳ころから歯周病に気を付けなければなりません。

いつまでも健康な歯を保つには、どうすればよいかご存じでしょうか？　その答えは、簡単すぎて意外に思われるかもしれませんが、毎日の歯磨きが一番大切です。さらに毎日の歯磨きの補助として「かかりつけ歯科医」を持つことも大切です。

かかりつけ歯科医を持つことで、むし歯や歯周病の治療だけでなく、お口の中の病気を予防することが期待でき、歯をいつまでも健康に保つことができます。しかし、かかりつけ歯科医に「痛くなってから診てもらう」のではなく、一年に最低でも数回はかかりつけ歯科医で、歯とお口の健康状態を診てもらいましょう。むし歯や歯周病が進行してからではかえって治療費も掛かり、場合によっては歯を失うことにもなりかねません。

かかりつけ歯科医とは、患者さんの歯の健康を管理、指導することができる歯科医をいいます。治療以外のことでも、お口の中の健康について気軽に何でも相談できる健康づくりのパートナーとして考えていただけるとよいでしょう。

歯とお口に少しでも気になったこと、不安があれば歯科医師へ相談してみましょう。かかりつけ歯科医からのライフステージに合わせた口腔《こうくう》ケアと指導を受け、お口の中をいつも健康に保つことによって、楽しく快適な生活、ひいては健康長寿を目指しましょう。

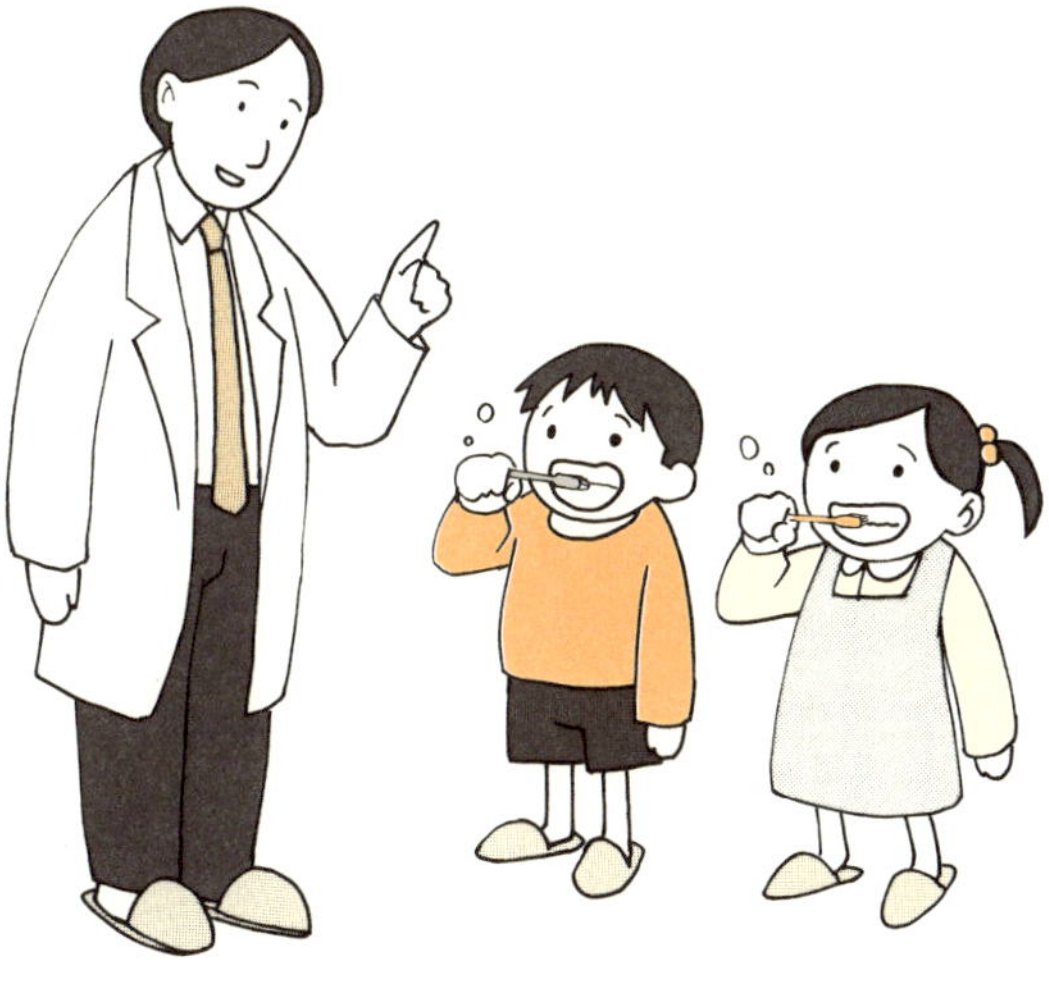

1 歯周病と生活習慣

◆日本人の80パーセント超が罹患

生活習慣病とは、食習慣、喫煙、過労、飲酒などの生活習慣が不適切であることが関与して生じる疾患の総称で、歯周病もその一つです。ほかにも糖尿病、肥満、高脂血症、高血圧症、アルコール性肝障害などが含まれるとされます。

以前は成人病といわれていましたが、一九九六年から生活習慣病と呼び方が変わりました。病気を早期に発見し、治療しようという考え方から、生活習慣を改善し、発症の予防に努めようと意識が変化しているのです。

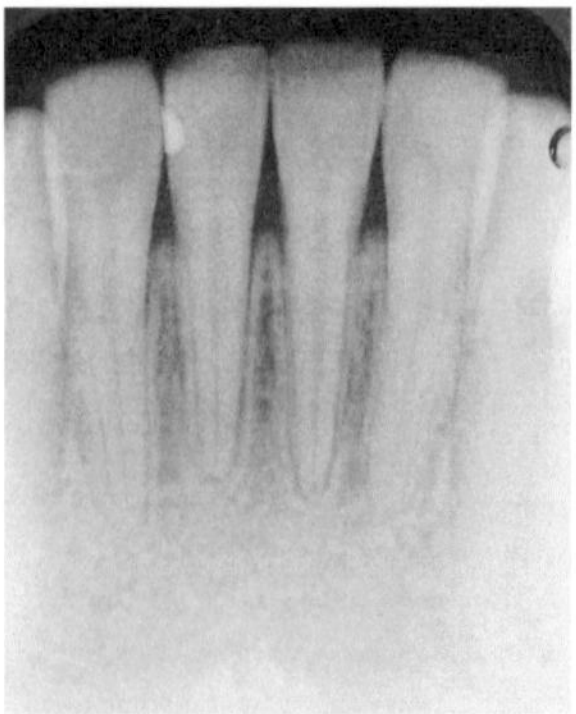

正常な歯と骨のレントゲン写真。歯は十分な骨に支えられている

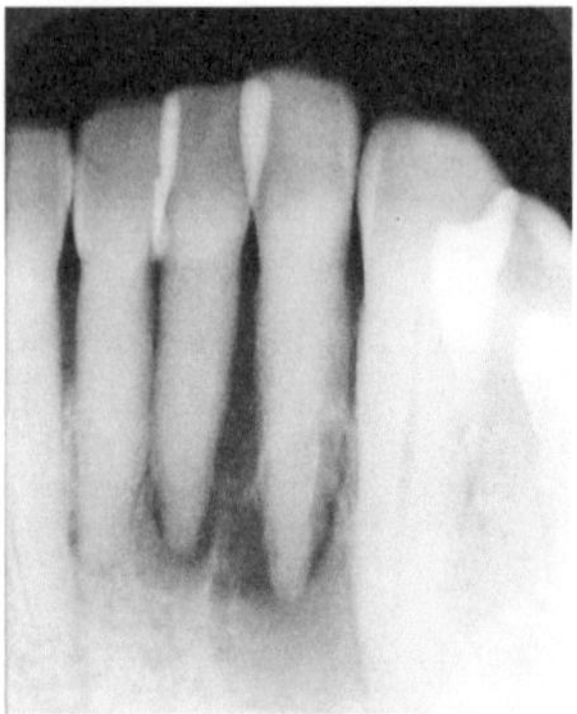

歯周病の歯と骨のレントゲン写真。歯を支えている骨がほとんどなくなっている

歯周病とは、歯肉、歯槽骨《しそうこつ》、セメント質、歯根膜《しこんまく》といった歯を支えている歯周組織に炎症が起こるなどして、最終的には歯が抜けてしまう病気です（図、写真参照）。歯がこの歯周組織にしっかり支えられているから、おいしいものを食べたり、楽しくおしゃべりすることができるのです。「歯は健康の道しるべ」といわれるゆえんです。

厚生労働省の調査によると、日本人の80パーセント以上が、何らかの歯周病に罹患《りかん》し

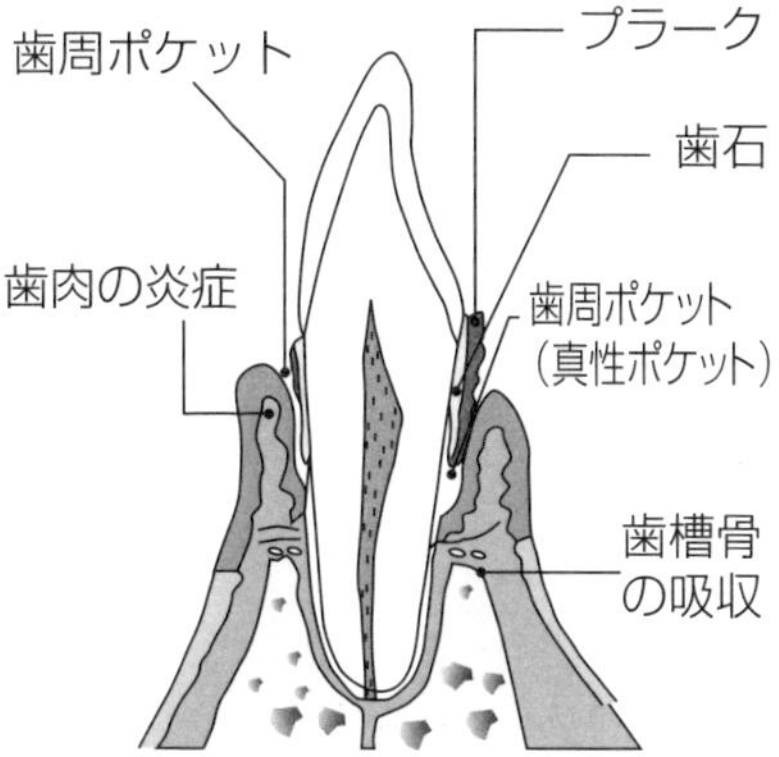

〈歯周炎〉

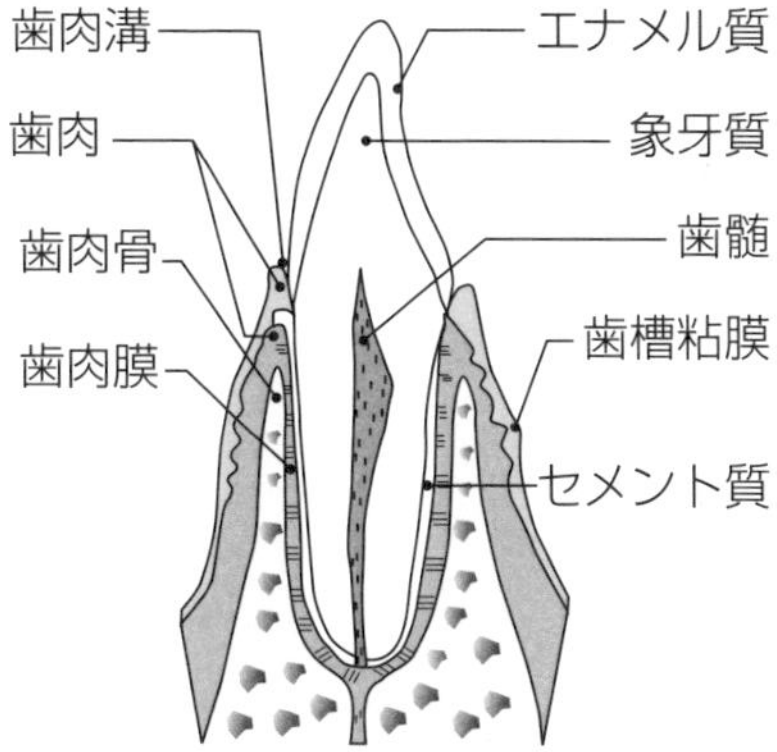

〈正常な歯と歯周組織〉

ているとの結果が出ており、これが原因で歯を失う人も多くいます。六十五～七十四歳では64パーセント、七十五～八十四歳では85パーセントが歯周病で歯を失っていることになります。

歯周病の直接的な原因は、細菌の塊《かたまり》である歯垢《しこう》（デンタルプラーク）ですが、さらにさまざまな因子が影響して発症します。最近では歯周病と全身疾患（糖尿病、動脈硬化など）との関連が研究されており、歯周病の危険因子は、生活習慣病全体の危険因子になり得ることが分かってきました。危険因子を減らす第一歩として、自分の生活スタイルを見つめ直してみましょう。

◆歯磨き励行、食生活にも注意

まずは食習慣です。バランスのとれた食生活は全身の健康を促し、歯周病になりにくくします。食べた後は、病原菌の塊である歯垢や歯石を残さないよう、歯磨きの習慣を徹底することが大切です。さらに喫煙者は非喫煙者と比較して、歯周病になりやすいことが統計的にも示されています。不摂生やストレスも全身の抵抗力を低下させ、歯周病を悪化させる要素となります。

また、痛みが我慢できないほどひどくなるなど明らかな異常を感じない限り、歯医者に行こうとしない人もいます。しかし、それでは口の中のバランスが崩れていても、気付くのが遅くなってしまいます。すでに歯周病にかかっていたり、発見された後も症状が重くなってしまいがちです。

こうした事態を防ぐためには、定期的な健診が有効です。普段から適切な指導を得ることで生活習慣を改善でき、たとえ歯周病にかかっても、早期に治療を始めることができます。身近に「かかりつけ歯科医」を見つけて、何の症状がなくても定期的に口の中をチェックし、専門的なお口の清掃を受けることをお勧めします。

新潟県歯科医師会学術部　松﨑正樹

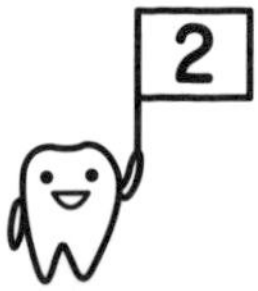

歯周病と喫煙

◆喫煙は最大の危険因子

喫煙が、気管支炎や喉頭《こうとう》がん、肺がんなど呼吸器系疾患や心臓病などの循環器系疾患に重大な影響を及ぼすことは周知の事実です。でも、喫煙が口腔《こうくう》に悪影響を及ぼすことは意外と知られていません。最近は喫煙と歯科疾患、特に歯周病との関連が注目されています。

そのメカニズムは、まずたばこの煙によって、体内に大量の活性酸素が作られます。これを除去するため、歯肉中のビタミンCが消費され、歯肉の重要な成分であるコラーゲンの合成が阻害されます。また、たばこに含まれるニコチンやタール、一酸化炭素などが歯周組織（歯肉や歯槽骨《しそうこつ》など歯の周囲組織）に非常に強い影響を及ぼすのです。

ニコチンには血管を収縮させる作用があり、これによって歯肉中の血液に血流障害が起こり、歯肉組織全体に酸素や栄養が行き渡らず、抵抗力が低下します。一方、ニコチンの薬理作用で唾液《だえき》の分泌量が減ると口腔内が乾燥し、外からの刺激に対する抵抗力や免疫力が減少します。そのため、味覚が変化したり、口臭や歯肉の炎症が強くなったりします。

歯肉中のメラニン細胞はニコチンなどに刺激されることにより、色素沈着を増長します。タールが付着すると歯の表面が黒ずみ、歯垢《しこう》や歯石もくっつきやすくなります。

さらに悪いことに、たばこを吸うと歯肉中の血管に白血球が増え、炎症反応を繰り返すようになります。こうなると歯槽骨が溶け、結果的に歯周病を悪化させてしまいます。

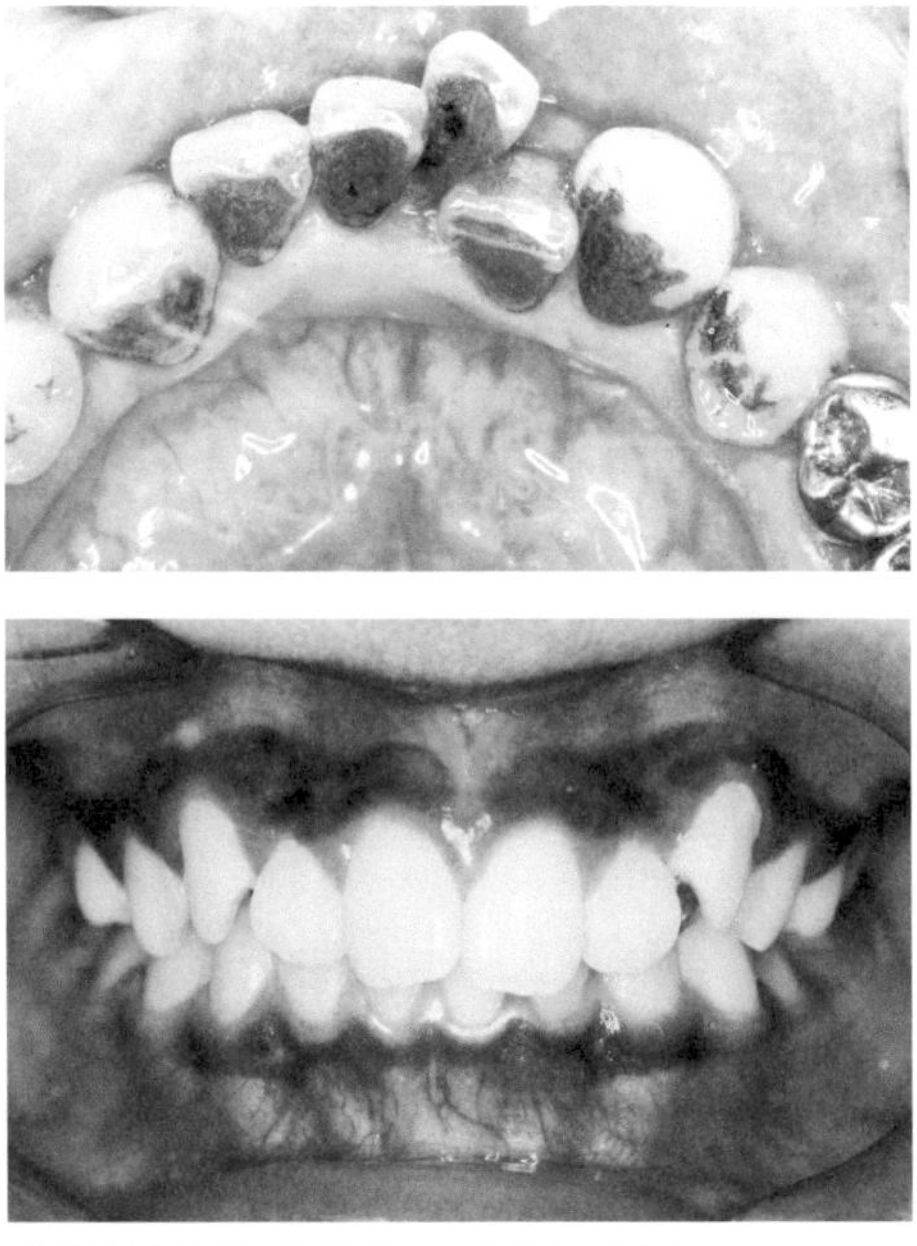

喫煙者の歯の着色、歯石（上）
受動喫煙児の歯肉（下）

喫煙は歯周病を診断する際や、治り具合にも障害となります。

喫煙者の歯肉は色素が沈着し、赤みを帯びていたり、腫《は》れていたりしても、見た目ではよく分かりません。血管が収縮しているため、ブラッシング時の出血が軽微で、自覚症状もほとんどありません。

これでは歯周病が進行していてもチェックできず、知らない間に重症化することが考えられます。非喫煙者と比べ、歯石が沈着しやすく歯周ポケットが深いのもこのためです。その上、免疫力の低下で組織の治癒《ちゆ》も遅くなり、大臼歯《だいきゅうし》（奥歯）の喪失率も高くなります。

喫煙者の歯肉は血管が細く、貧血状態のため繊維化し、ごつごつしてきます。繊維質となった歯肉の内部では、炎症の進行とともに歯槽骨の吸収も進み、歯肉が退縮します。特に前歯の歯肉に顕著で、歯と歯のすき間が大きくなるなど、審美的な障害が生じます。

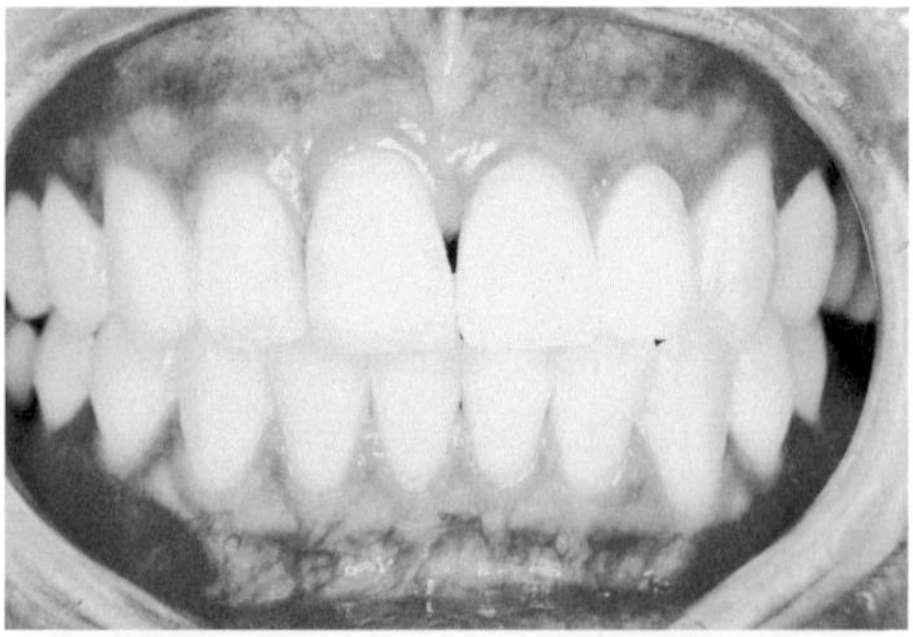

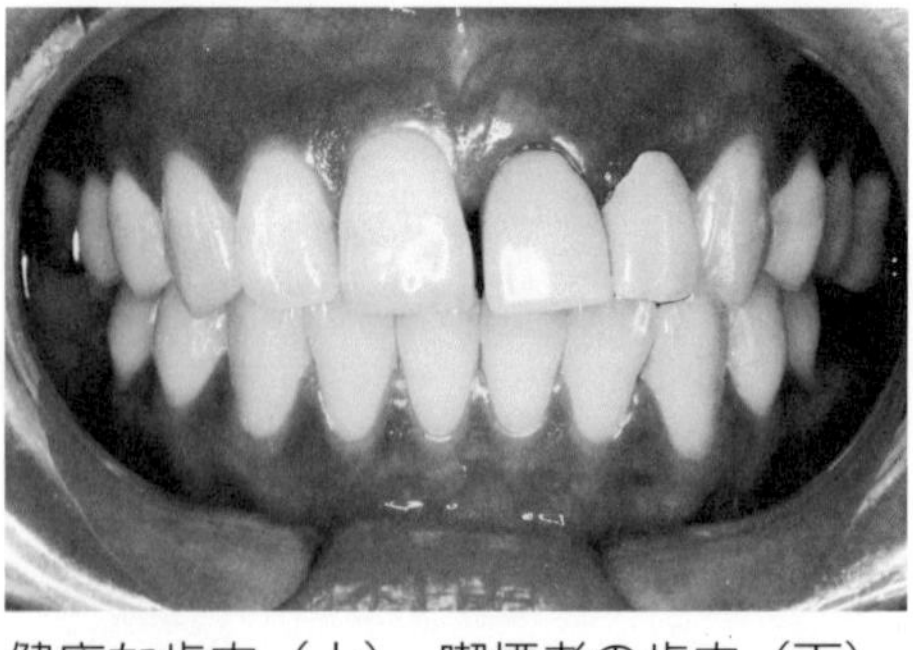

健康な歯肉（上）、喫煙者の歯肉（下）

◆歯周病にかかる危険度が能動喫煙は四・九倍に、受動喫煙でも二・九倍に

非喫煙者も、家庭や職場などでの受動喫煙により、歯周病に罹患《りかん》する危険度が高まります。歯周病にかかる危険度は、非喫煙を一とした場合、受動喫煙では二・九倍に、能動喫煙では四・九倍になるというデータも報告されています。

喫煙は歯周病の最大のリスクファクター（危険因子）であるといっても過言ではありません。公共の場や乗り物などでは、いまや禁煙は当たり前のこととなりました。これを機会に、本人はもとよりご家族の健康のためにも、ぜひ禁煙に挑戦してみてください。その際、禁煙外来の力を借りるなど、外部サポートの利用も一つの手段です。最近では、健康保険が適用される禁煙外来を設けた病院が増え、多くの人が医師によるカウンセリングや投薬によって禁煙に成功しています。

新潟県歯科医師会学術部　山下　智

3

歯周病が及ぼす全身への影響

◆細菌が血液通し悪影響

歯周病は、むし歯と並び歯をなくす大きな要因です。同時に、発症原因となる口腔《こうくう》内の細菌や細菌の持つ刺激物質は、血液に流れ込み、全身の血管や臓器に悪い影響を与えます。歯周病がさまざまな全身疾患に悪影響をきたすメカニズムなどを紹介します。

最近は日本でも、歯周病と全身疾患とのかかわりが注目されるようになりました。しかし、口から遠く離れた場所で発症するせいか、その脅威はあまり知られていないようです（図参照）。

歯と歯茎《はぐき》を結合させている細胞が、細菌によって破壊されてできる深い溝を歯周ポケットといいます。溝には歯垢《しこう》（デンタルプラーク・バイオフィルム）や歯石がたまりやすく、歯周病菌のすみかとなります。

歯周病は、強い痛みを感じないことが多く、自覚がないまま進行し、悪化することもしばしばです。健康なときは、さほど気にならない人もいます。

血管障害

歯周病菌が動脈壁に到達すると動脈硬化を促進する原因に。できた血栓が心臓や脳の血管で詰まると心筋梗塞や脳卒中を引き起こすことがある。

心臓病

心臓の弁に障害があり、体の免疫システムが低下している人では、心臓に細菌が入って「心内膜炎」を引き起こし、心臓発作を起こす危険性が高まる。

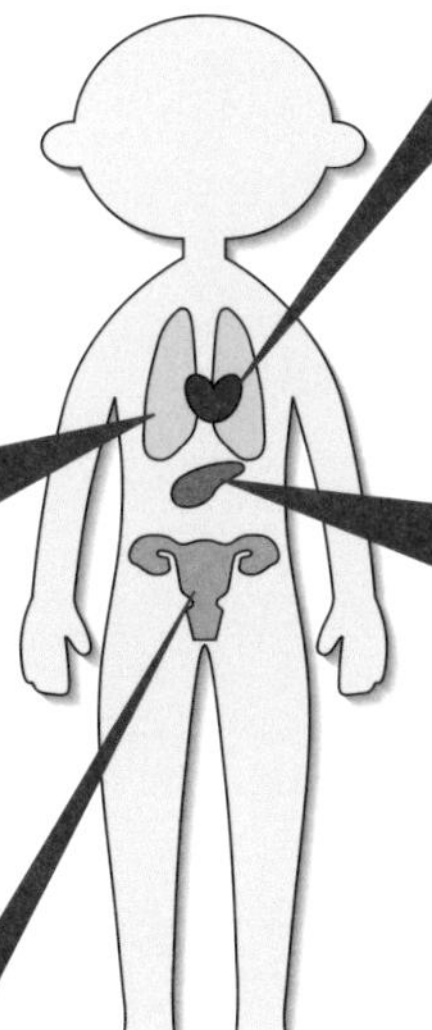

肺炎

食物や唾液とともに飲み込んだ歯周病菌が間違って気管や肺に入り込んでしまうと肺炎を起こす。

糖尿病

歯周病菌が出す毒素がインスリンの働きや血糖値の調節を阻害する。そのため血糖値が高くなり、糖尿病の改善を妨げると考えられている。また、糖尿病があると歯周病が起こりやすくなる。

早産（低体重児出産）

胎児は羊水中のプロスタグランジンが一定量になると産まれるが、歯周病菌の毒素もプロスタグランジンを作るため、早産を引き起こすことがある。

〈歯周病が及ぼす全身への影響〉

ところが、ひとたび体の抵抗力が落ちると細菌は活性化し、歯周病が一気に進行します。歯茎に強い炎症が起こり、歯の周囲の組織をも破壊します。そればかりか、破れた血管から細菌が入って全身をめぐり、さまざまな疾患に悪影響を与えてしまいます。

◆心臓病の原因。誤嚥で肺炎も

歯周病との関連が強い症状としては、まず心臓病が挙げられます。

食物に含まれるコレステロールだけでなく、歯周病の原因となる物質も、血管内に粥状《じゅくじょう》（アテローム性）の血栓《けっせん》（血の固まり）を作ります。このため、心筋梗塞《こうそく》の危険性が増します。また歯周病の人は、そうでない人たちに比べて、心臓病のリスクが25パーセント高いことが分かっています。

誤嚥《ごえん》性肺炎にも歯周病が影響しています。肺炎で死亡する人の九割以上が、六十五歳以上の高齢者です。高齢者が発症する肺炎には、ほとんどのケースで誤嚥が関係しています。

誤嚥性肺炎は、口の中にある物が誤って気道に入り、肺に落ち込むことを繰り返すなかで発症します。通常、気道に食べ物や唾液《だえき》などが入り込むことはなく、誤って入ったとしても激しくせき込む（咳《せき》反射）などして、気道から排除します。

一方、高齢の患者さんの場合、こうした咳反射など誤嚥を防ぐ機能が正常に働かないことがあり、知らず知らずに食べ物や水分と一緒に口腔内の細菌が肺に入り込んでしまいます。患者さんの肺から見つかる細菌の多くが歯周病に関連する微生物であり、肺炎を繰り返す原因となります。

しかし、口腔をきれいに保ち、炎症をコントロールすることで、たとえ誤嚥しても肺炎の発症率を低くすることは可能です。

歯周病は口の中だけの病気ではありません。大げさに聞こえるかもしれませんが、生死に影響するような全身の疾患にもかかわっています。

新潟県歯科医師会広報広聴部　稲富道知

（執筆協力）日本歯科大学新潟生命歯学部教授　佐藤 聡

コラム　おもしろ歯科用語　～診療室編～

歯科治療を受けている時、院長と研修医やスタッフらが交わす会話の中に「あれ?」と思うような、どうも意味の通らない言葉を耳にしたことはありませんか?　歯科医師とスタッフの間では普段から何気なく使っている言葉なのですが、患者さんにとっては耳慣れない歯科の専門用語をいくつかご紹介します。

①院長「あの患者さんの印象いまいちだな。印象が変だからもう一回採って。」

「印象がいまいちだ」などと言われたら、どんな人でもむっとされることでしょう。しかし、決して患者さんの見た目の感じがいまいちだと言っているのではありません。「印象(impression)」とは、いわゆる治療する歯の型採りの事で、歯に詰めたり被せるものを作るのに欠かせない最初の作業です。誤解して腹を立てたりしないよう、ご理解ください。

②院長「この印象、マージンが出てないよ。もう少しきっちりマージンを出して。」

これもあらぬ誤解を招くのではないでしょうか。マージン(margin)とは、歯の削った部分と削っていない部分の境界のことをいいます。型採りをした際にここが明瞭でないと、きっちりと合った修復物が作れません。歯科医師が販売手数料をきっちり払うように請求しているわけではありません。

③院長「バイトずれないように。バイトを採るときには慎重によく見て採るように。」

「バイトを採る」と聞くと、アルバイトを採用するのかしらと思われるかもしれませんが、ここでいうバイト（bite）とは、いわゆるかみ合わせの事です。患者さんの正しいかみ合わせが採れないと、せっかく歯にぴったりと合うように作った修復物も台無しです。

④院長「よく接着するようにしっかりとエッチングしてね。」

エッチング（etching）とは、樹脂でむし歯を修復する際に、リン酸液で歯の表面を酸処理することをいいます。この処理によって修復物を歯にしっかりと接着することができるのです。決して顔を赤らめるようなことを考えているのではありません。

このほかに、音が同じために勘違いしやすい言葉を言い換えたりもします。例えば「舌」と「下」とを勘違いしないように、舌を「ぜつ」と言ったり、「抜糸」を「抜歯」と間違わないように「ばついと」と言ったりします。

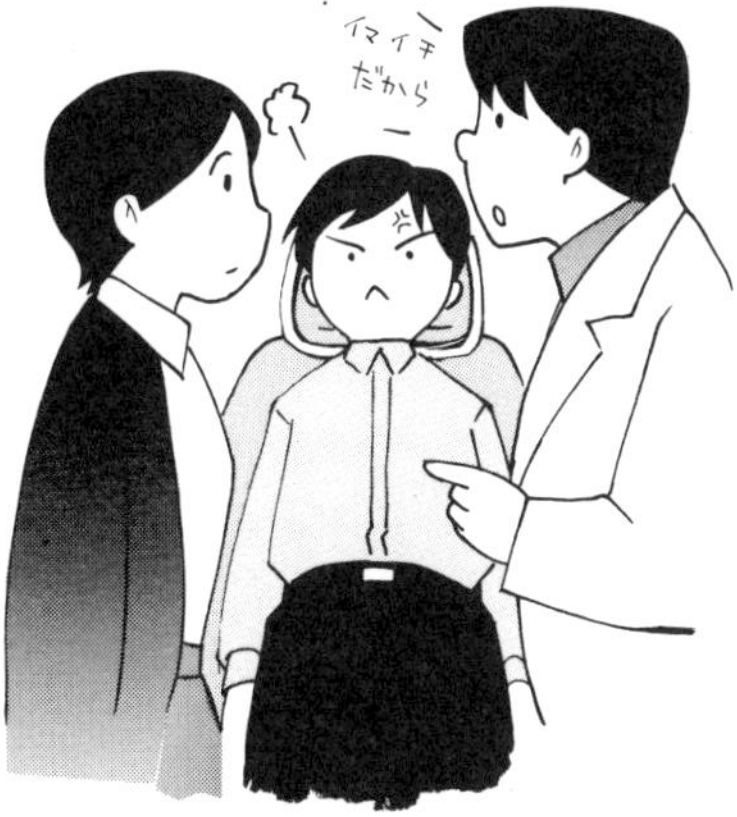

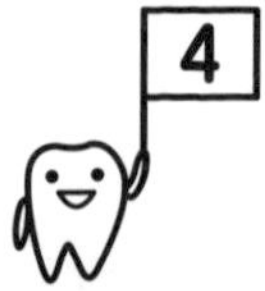

歯周病と糖尿病

◆糖尿病と高い関連性

潜在的な患者を含めると千六百万人を超えるともいわれる糖尿病と、歯をなくす大きな要因となる歯周病。この二つの病気のつながりについて見てみましょう。

糖尿病はインスリン依存性の糖質や、脂質代謝の機能障害によって引き起こされます。血液中のブドウ糖（血糖）を体の細胞に取り込むには、膵臓《すいぞう》から出るインスリンというホルモンの働きが必要です。インスリンがつくられなくなったり、不足したり、効かなくなったりすると血糖値のコントロールがうまくいかない状態になります。また、多くの合併症を伴うことでも知られています。

一方、歯周病は歯と歯茎《はぐき》の結合が壊され、歯周ポケットというすき間が形成される病気です。病気の原因は、歯に付着した細菌のかたまりである歯垢《しこう》（デンタルプラーク・バイオフィルム）です。目には見えないほどのすき間ですが、歯周ポケットには歯周病原細菌と呼ばれる細菌が生息しています。

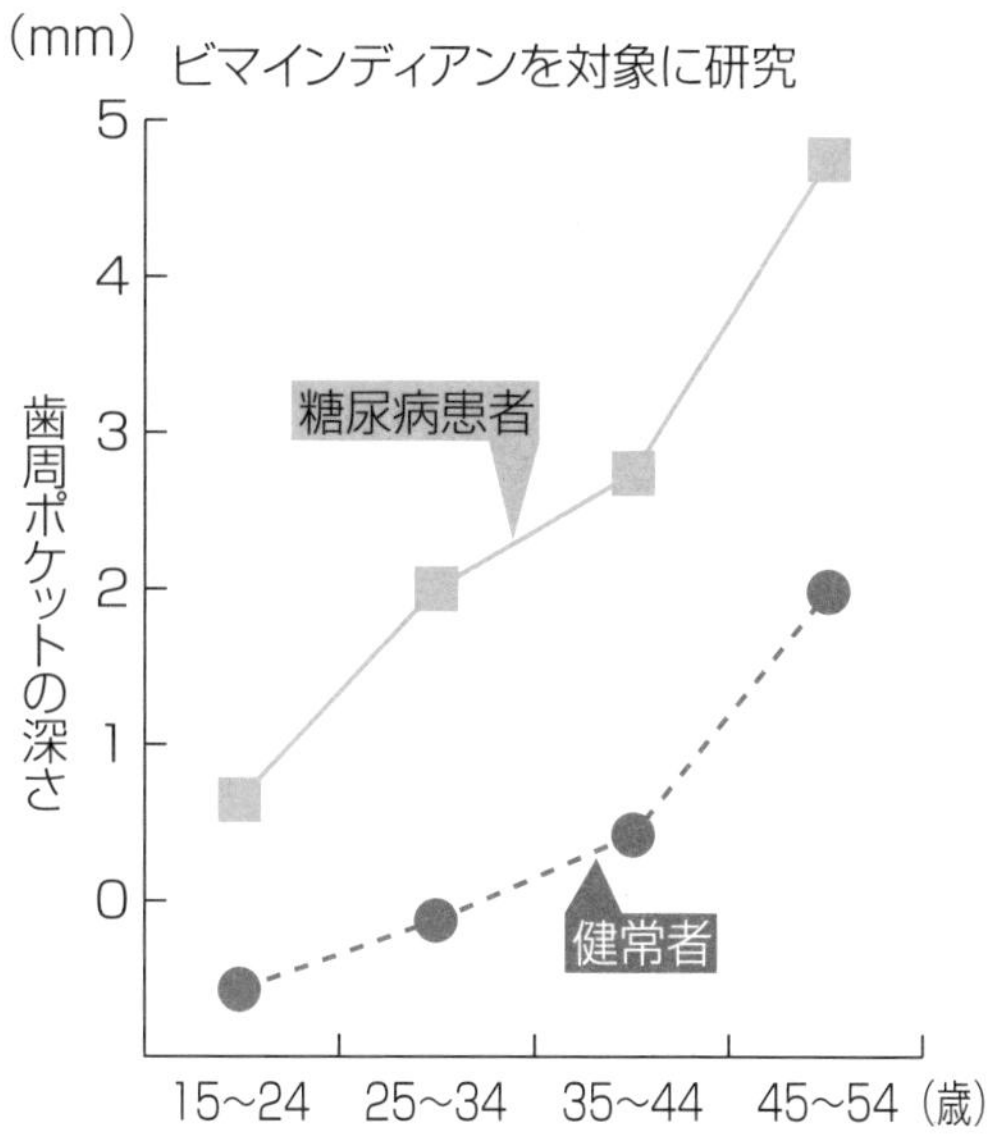

〈糖尿病患者と健常者の歯周病重症度比較〉

二つの病気は一見、つながりがないように思えますが、歯周病は糖尿病の六番目の合併症ともいわれます。また、これまでに行われた数えきれないほどの疫学的な分析の結果、糖尿病の人はそうでない人に比べ、歯周病にかかっている割合が多く、歯周病の人はそうでない人に比べ、糖尿病を患っている比率が高いという、相関関係が見えてきました（表参照）。

◆生活習慣改め症状悪化防ぐ

では、なぜこの二つの病気に高い関連性が見られるのでしょうか。

現在のところ、そのメカニズムに関する詳細な解明はされていませんが、いくつかの仮説が立てられています。

一つは、免疫機能との関係です。糖尿病にかかると血糖値が高くなり、体の免疫機能が低下します。このため、細菌の働きが活発になって炎症が引き起こされ、歯周病が悪化するのではないかといわれています。

もう一つは、細菌と血糖値との関連です。口の中や歯周ポケットにすむ細菌や、特に歯周ポケット内にすむ細菌の持つ「内毒素」と呼ばれる刺激物質が、血液中に流れ込むと血管や全身の臓器に悪影響を及ぼします。この細菌や内毒素が、血糖値にも影響を及ぼすのではないかと指摘されています。

この指摘を裏付けるような報告もあります。歯周病の治療前に、糖尿病の患者さんの歯周ポケットから、血糖値のコントロールとの関連が指摘されている歯周病原細菌が見つかりました。その後、治療によって歯周病はよ

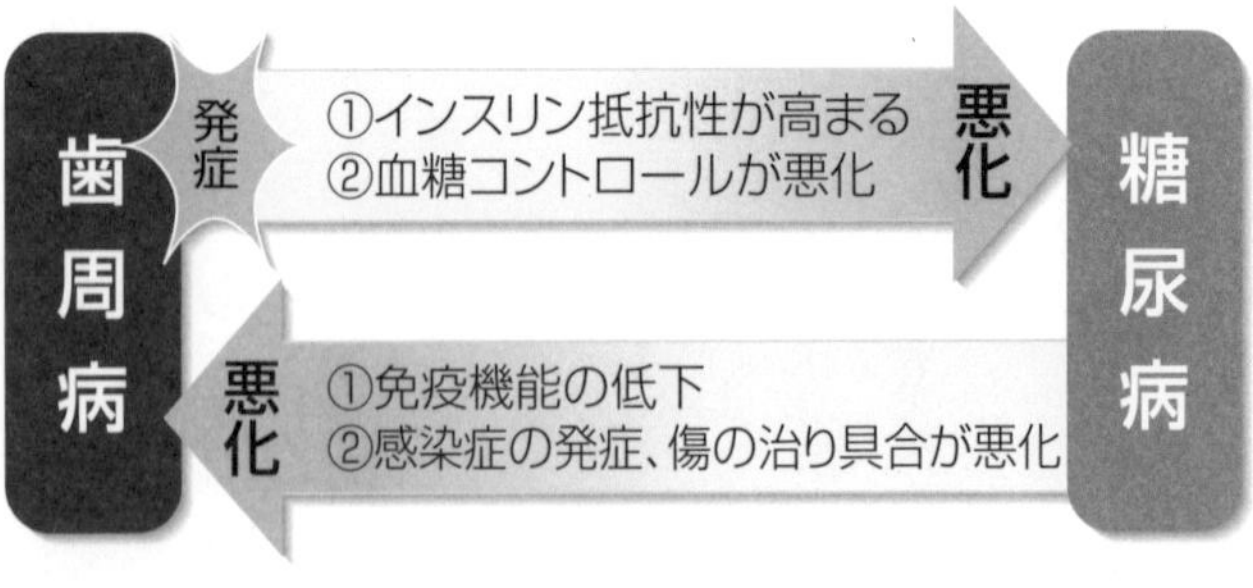

〈歯周病と糖尿病のつながり〉

くなりました。同時に、糖尿病の状態が良いか、悪いかを判断する基準となる糖化ヘモグロビン（HbA1c）の値も下がり、明らかな改善がみられたそうです。

二つの仮説からは、歯周病と糖尿病とが、互いに影響を与え合っていることがうかがえます（図参照）。どちらも自分だけで完治させることは難しい病気ですが、生活習慣の改善で症状の悪化は防ぐことができます。

ぜひ日々の口腔《こうくう》ケアと合わせて、歯科医院などで専門的な治療を受けてください。合併症である歯周病の進行を抑えることは、糖尿病の症状を緩和することにもつながるといえます。

新潟県歯科医師会広報広聴部　稲富道知
（執筆協力）日本歯科大学新潟生命歯学部教授　佐藤 聡

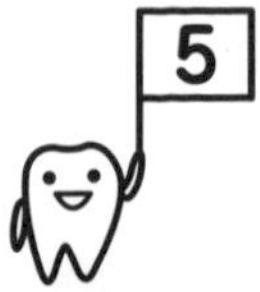

歯周病と早産

◆有害物質が子宮に感染

乳児が死亡する主な原因として挙げられているのが、二五〇〇グラム以下の体重で生まれる低体重児出産です。

早期の陣痛や破水に伴う低体重児出産の75パーセントに全身疾患、年齢、飲酒、喫煙がかかわっているとされています。それ以外に、妊婦の細菌感染も一つの要因だと指摘されています。抗菌治療で低体重児出産が減少したことによって、感染コントロールの重要性が強調されるようになりました。

ほかの全身器官への細菌感染と同じく、歯周病に感染すると歯周ポケットの中は有害な物質の産生源となり、血液を通して子宮にも感染します。細菌が出す毒素などが妊婦の体を刺激し、早産にかかわる起炎物質（プロスタグランジンE2や腫瘍《しゅよう》壊死《えし》因子αなど）の生成を促進します。

米国の調査研究で、母親が中程度から重度の歯周病にかかっていると、低体重児を出産しやすくなり、飲酒や喫煙よりも妊娠や出産にとってマイナスの影響があることが報告されました。また妊娠後、歯周病にかかっていることが分かったら、できるだけ早く治療をした方が、早産しにくいとするデータもあります（表参照）。

年齢、飲酒、喫煙、人種、出産数そして出産前の管理など個別の要素を補正してみると、歯周病にかかっている母親が低体重児を出産する危険性は、健康な母親に比べ、約七・五倍にも高まることが分かりました。

◆妊婦の体を刺激し、早産の原因に

妊娠中は、性ホルモンの増加や不均衡が生じます。この影響は多くの器官に及び、マイナスの効果をもたらします。

口腔《こうくう》内も例外ではありません。歯肉の毛細血管の浸透性が高まり、細菌の絶好のすみ

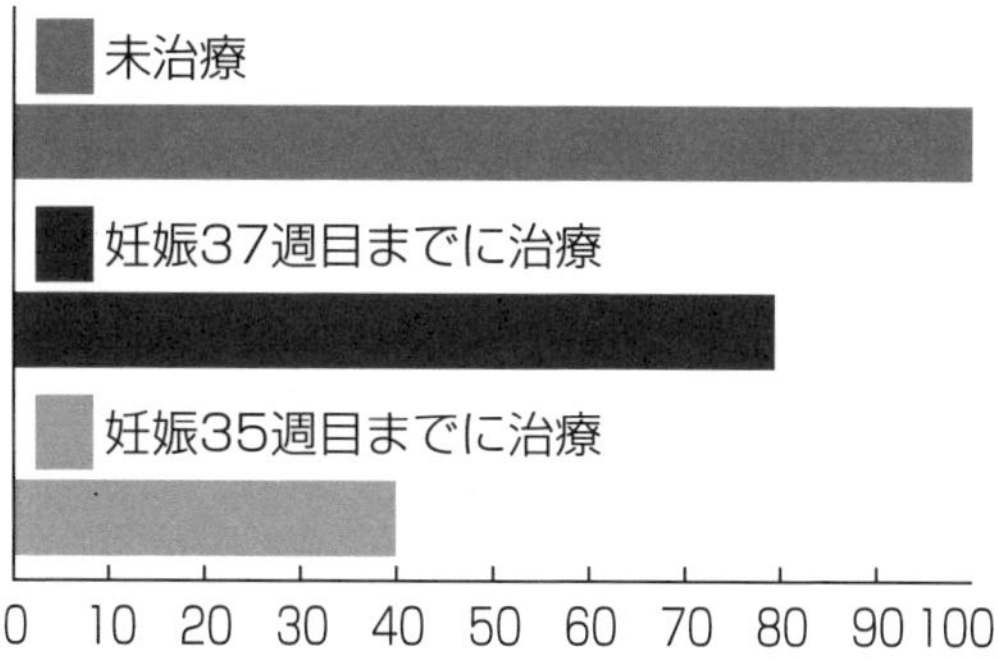

※中〜重度の患者が対象。未治療を100とする

〈歯周病治療に伴う早産の頻度の比較〉

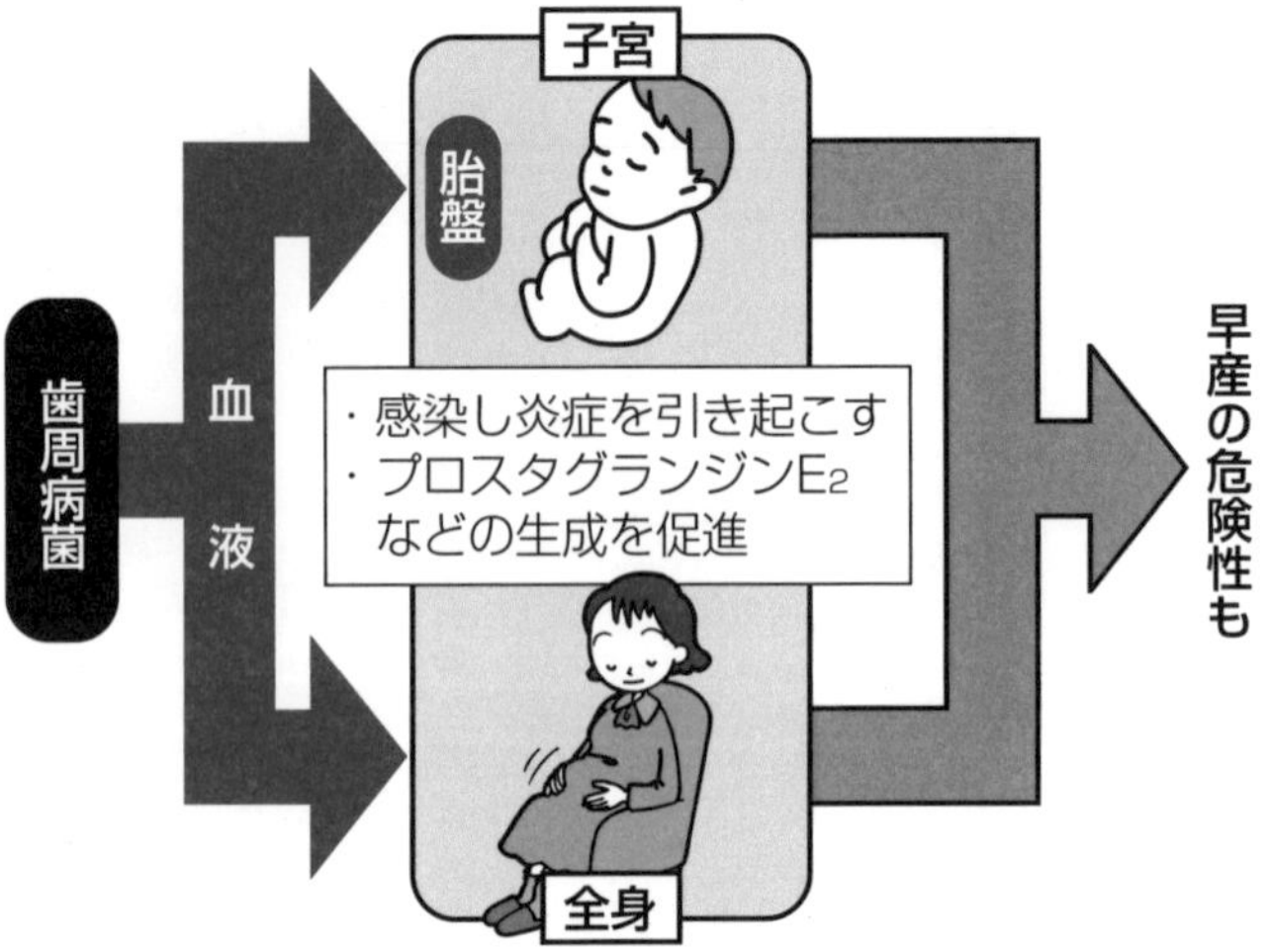

かとなっている歯周ポケットから血液成分や細胞成分を含む浸出液がにじみ出る量も増えます。さらに、性ホルモンであるプロゲステロン濃度が増すことで、歯周病にかかわる細菌の増殖が加速されます。

特徴的な症状に、歯肉炎や妊娠誘発性エプーリスなどがあります。お口のケアの状態が、あまり良くない妊婦に現れることがあり、特に妊娠誘発性エプーリスは前歯の間に腫《は》れを伴う炎症が生じます。

また、性ホルモンの増加により、妊娠八カ月ごろまで歯がグラグラすることがあります。妊娠中の靱帯《じんたい》の弛緩《しかん》と一致して起こるものですが、これに伴って仙腸骨《せんちょうこつ》関節も弛緩します。仙腸骨の弛緩は、赤ちゃんの出産を容易にすることに関係しています。

妊娠期以外にも、女性のホルモンバランスが崩れる時期があります。例えば、思春期がこれに当たります。思春期に生じる性ホルモンの不均衡によって、妊娠性の歯肉炎と類似した歯肉の反応が起こります。プラークに対する歯肉の反応が高い状態であることを示しているとともに、この年代ではお口のケアへの意識が少し低下することも原因として考えられます。

妊娠中の人だけでなく、妊娠の可能性がある人は、ぜひお口のケアに力を入れてください。炎症をコントロールし歯周病を抑えることは、ご自身だけでなく、生まれてくる赤ちゃんの健康を守ることになります。

新潟県歯科医師会広報広聴部　稲富道知
（執筆協力）日本歯科大学新潟生命歯学部准教授　小松崎明

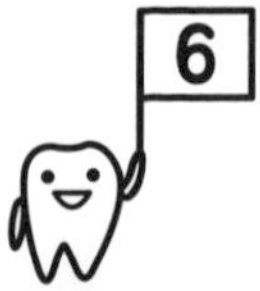

歯周病の外科的治療

◆基本は歯磨きでプラーク除去

歯周病は、歯と歯茎《はぐき》の境目にこびりついた細菌の塊《かたまり》「バイオフィルム」（歯周病ではプラークと呼びます）が引き起こす感染症です。罹患《りかん》すると歯茎や骨の組織が破壊され、歯がぐらぐらし、かめなくなります。一度破壊されてしまった組織の再生など、歯周病の外科的治療についてご紹介します。

歯周病を起こすようなプラークには、毒性の強い「歯周病原性細菌」が潜《ひそ》んでいます。体は細菌を排除しようとしますが、増えすぎると対処しきれず自分の歯周組織を破壊してしまいます。これが歯周炎です。歯と歯茎の間にすき間（歯周ポケット）ができ、歯を支える骨が吸収されます。プラーク中の細菌には、薬があまり効きません。基本的な治療は、歯周病の原因となる細菌の塊「バイオフィルム」を除去することです。患者さん自身による歯ブラシなどを使ったプラークコントロールが最も重要です。その上で、歯科医院で歯周ポケット内にこびりついたプラークや歯石を超音波振動の装置や、先に刃がついた小さな器具を使って除去します。初期から中等度の歯周炎の多くは、こうした基本的な治療で治すことができます。

◆重度の症状には手術も

しかし、重度の歯周病は歯周ポケットが深く、こびりついた沈着物を取り除きにくくなります。基本治療を繰り返しても改善がみられない場合は、沈着物を確実に除くための手術が必要となるケースが出てきます。また歯周炎によって骨や歯肉が破壊されると、でこぼこが生じます。深い歯周ポケットが残りやすいので、細菌が再び増え、炎症が再燃しかねません。再発しにくく、プラークコントロールしやすい状態にするため、形状を改善させる手術も行われています。

切除療法は、形を整えるため骨を削って平らにし、歯茎を下げて縫合《ほうごう》する方法です（図1）。奥歯などで根と根の間で骨の吸収が進んでいる場合は、悪い方の根を抜くこともあります（図2）。

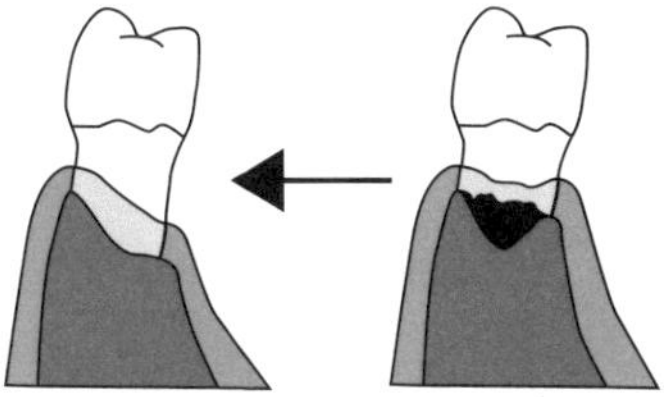

〈図1〉

歯周組織再生療法は一度壊れた組織を再生させ、元の状態に近づける方法です。骨を削るのでなく、吸収された骨や歯根膜《しこんまく》、セメント質を増やし、健康な状態に回復させる方法で、GTR法とエムドゲイン法の二つがあります（図3）。

GTR法では、歯周ポケットや骨の吸収でできた空間を特殊な膜で覆います。この膜は、歯肉を作る細胞が空間に入り込むことを防ぎます。膜の下のスペースで、骨などが再生していきます。

エムドゲイン法では、歯周組織の再生を促す薬剤を使います。この薬剤を空間に入れて、骨が再生するためのスペースを確保するとともに、吸収された骨などを薬剤の作用で増やします。歯周組織再生手術は、いずれも健康保険適応外の治療になります。

また、歯茎がへこんだり、下がったりして、ブラッシングしにくい上、見た目にも問題があるような場合は、歯肉を移植する手術を行うこともあります。

このように、歯周病の状態を回復させる歯周手術方法はいく

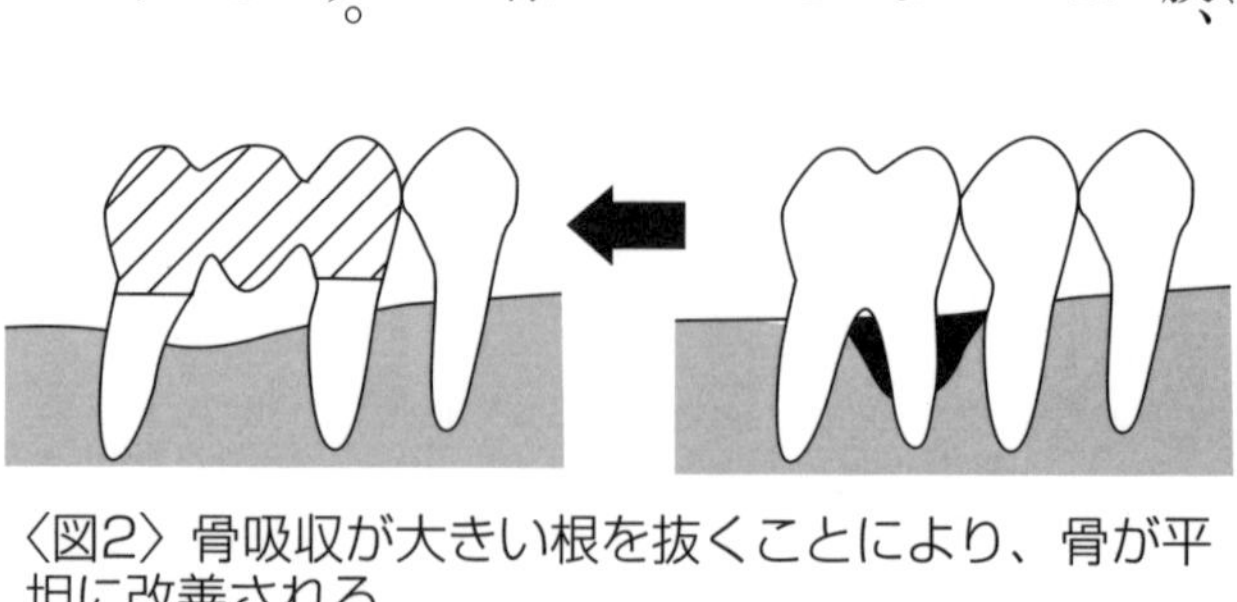

〈図2〉骨吸収が大きい根を抜くことにより、骨が平坦に改善される

つかありますが、重症になればなるほど改善は難しくなります。隣の歯を支える骨を守るためにも、抜歯が最良の治療法である場合もあります。抜歯した後にインプラントを埋め込み、隣の歯を削ることなくかみ合わせを回復できるようになったため、治療法の選択肢は広がっています。患者さんごと、歯周病の進行状況によって、最良の治療方法は異なってくるのです。相談しやすい歯科医師を見つけ、生涯にわたり自分の歯で食事を取ることができるよう歯周病を予防し、かかってしまっても軽度なうちに治療を始めましょう。

新潟県歯科医師会学術部　山田浩之

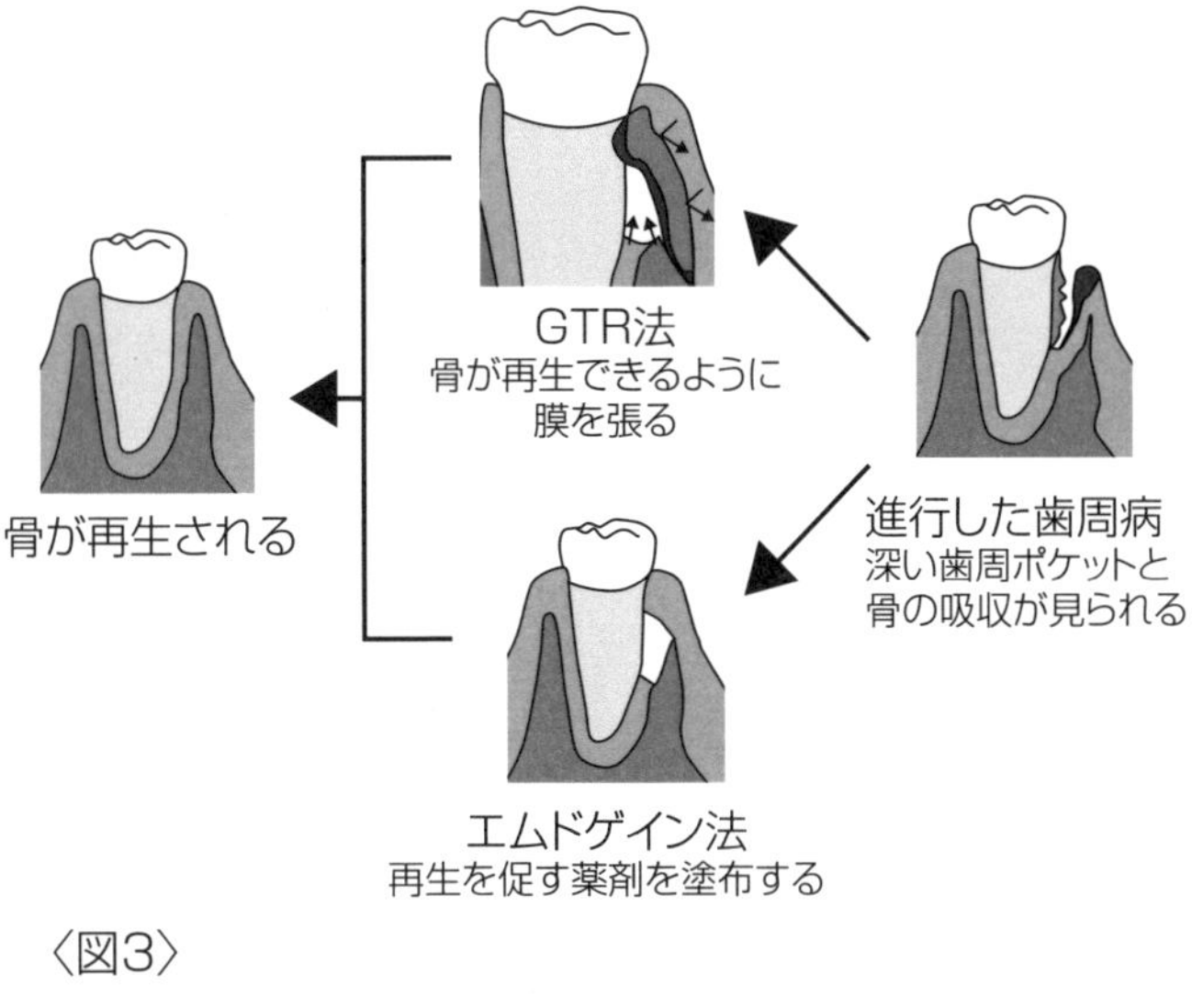
GTR法
骨が再生できるように
膜を張る
骨が再生される
進行した歯周病
深い歯周ポケットと
骨の吸収が見られる
エムドゲイン法
再生を促す薬剤を塗布する

〈図3〉

コラム 知恵くらべ

ある日、小学校五年生のB君がA先生の歯科医院に診察を受けにやってきました。B君は甘いものが大好物で幼稚園のころからむし歯に悩まされ、痛くなる度にA先生に診てもらっています。ですから医院のスタッフともすっかり顔なじみです。

A先生「今日はどうしたんだい？　歯が痛いのかい？」

B君「うん。痛いところもあるんだけど、僕、先生とお話しがしたいんだ」

A先生「分かった。だが他の患者さんも順番を待っているから手短にな」

学校のこと、家族のこと、友だちのこと、おもしろかったマンガの話、昨日のおやつに食べたカステラのこと…、B君のおしゃべりは延々と続き、一向に終わる気配がありません。A先生はB君の話しに適当に相づちを打ちながら、必死に話し続けるB君の目を見て、はたとあることに気がつきました。

A先生「(そうか、この子は治療がしたくないんだな。話をしている間は治療ができないことをこの子は知っているんだ…) よしよし、話はそれくらいにしよう。君は治療が痛いかどうか知りたいんだろう？　ちょっと口の中を見せてごらんよ。ふむふむ。よし、分かった。今からどのくらい痛いか教えるから、我慢できそうならやろう」

　B君はぽっちゃりとしていて、腕には十分な皮下脂肪が付いています
A先生「ちょっと腕を出してごらん。少しつまむから、この位の痛さが三十秒間ずつ三回。そ
れだけで治療が終わるよ」

　A先生がB君の顔を見ながら腕をつまむと、
B君「本当にこのくらいの痛さだね？」

A先生「もちろん。私は子どもには嘘をつかない。頭の中で三十秒数えてごらん。それが三
回だ」

　一回目の三十秒が過ぎて、B君はなんとか我慢できました。

A先生「どうだ、大丈夫かい？」

B君「先生、数えてたら三十二秒だったよ」

A先生「そんなことあるもんか、数えるのが早いんだよ」

　こんなやりとりを続けながらも、無事治療終了。

B君「先生、ありがとう。また痛くなったら来るよ」

A先生「二度と来なくてよろしい。」

　二人は心のどこかで繋がったのでしょうか？

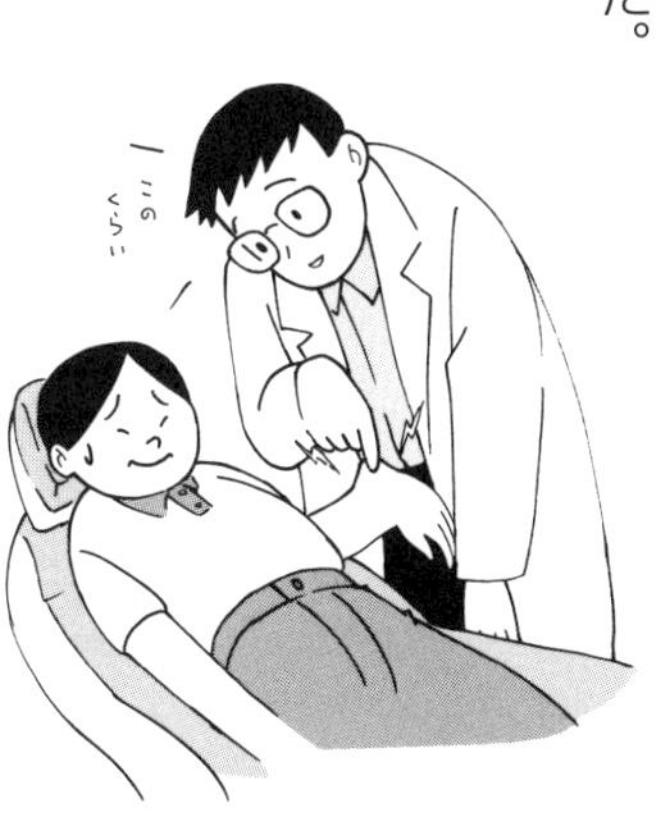

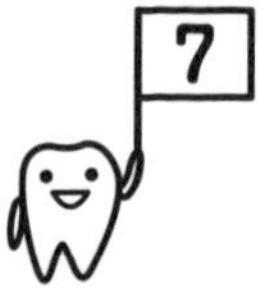

8020運動

◆老後の暮らし快適に

歯やお口の健康を推進するキャンペーン「8020運動」をご存じでしょうか。〝8020〟はハチ・マル・ニイ・マルと読み、厚生労働省と歯科医師会が「八十歳になっても自分の歯を二十本以上残しましょう」という目標を掲げた運動です。平成元年から提唱され続け、平成十七年度に八十歳で二十本以上の歯を維持する人の割合がようやく二割を超えるようになりました（歯科疾患実態調査より）。8020の由来は、少なくとも自分の歯が二十本以上あれば、高齢者になってもほとんどの食べ物をかみ砕くことができ、自分の口でおいしく食事ができることと自分の意志を口で伝えることができることからです。

口は「命の入り口」といわれるほど、重要な役割を担っています。また、高齢となり歯を失ってしまうにつれ、認知症にかかるリスクが高まっていくともいわれています。心身ともに健康な高齢期を迎えるためにも、口腔《こうくう》機能の維持が大切なのです。

老後の知的生活、ひいては日常生活の活動全般を充実させるためには、脳機能に異常がないことと、食生活を楽しめることが大事であるといわれます。世界一の長寿国となって久しい日本ですが、現在は自立した生活を送ることができる期間の目安となる健康寿命（活動的余命）と、歯との関係が注目されています。歯を含めた口腔の状態と、全身の病気とが密接にかかわっているからです。

自分の歯が二十本あるということは、自前の歯だけで、かむことができるということです。「８０２０」を実現している人には、運動能力や体力にも優れている人が多いといいます。しかし、そうでない人は食事も思うように取れないことから、健康状態も悪くなりが

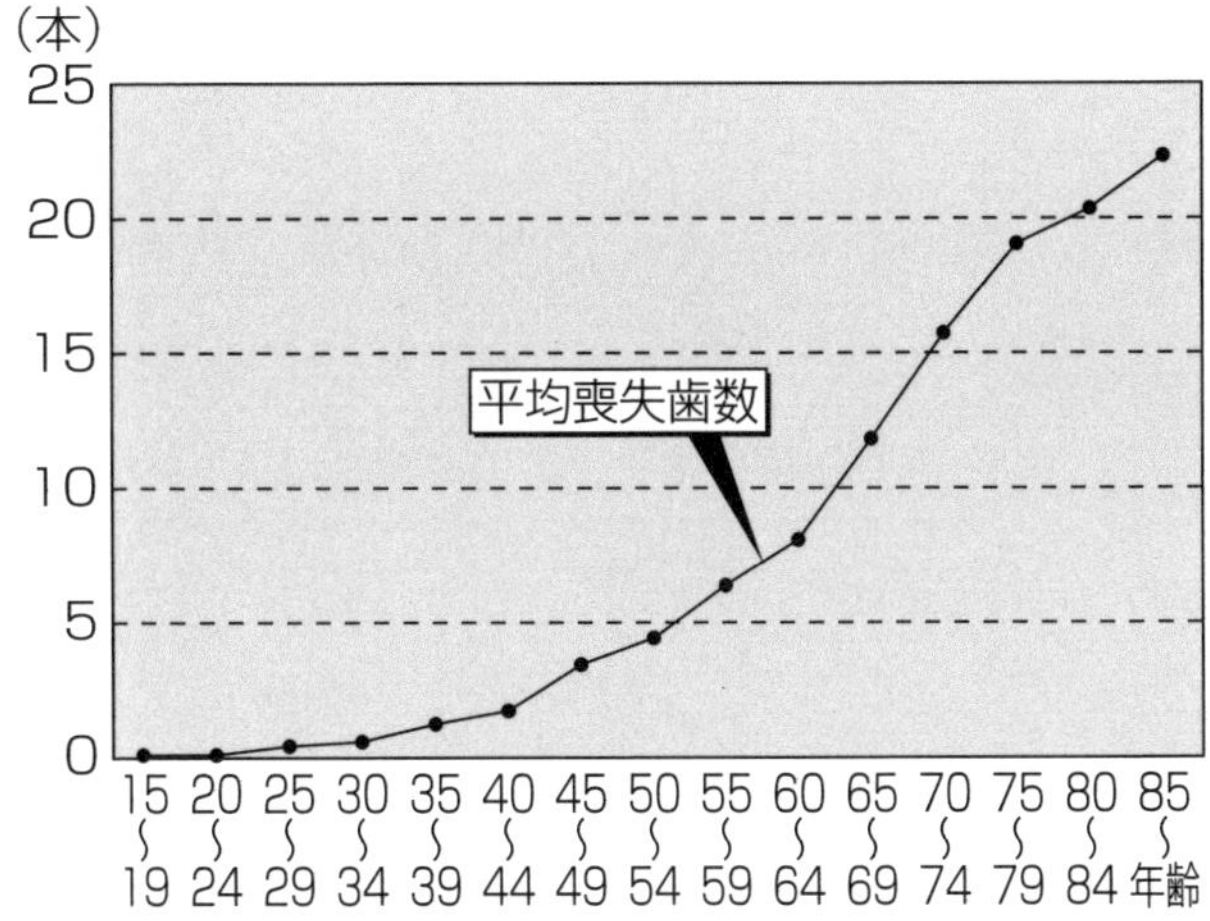

〈年齢と歯の喪失の関係〉

ちです。

日本人の平均寿命は、男性七八・六四歳、女性八五・五九歳となっています（厚生労働省「平成十六年簡易生命表」）。女性は二十年連続で世界一です。一方、健康寿命は、男性七二・三歳、女性七七・七歳です。これは、認知症であったり、寝たきりであったりと、健康的に活動できない状態でいる時間が、男性約六年、女性約八年もあるということになります。

◆「命の入り口」ケアが大切

口は消化器系の入り口です。病気も元気も、口から入るといわれます。口腔の衛生をおろそかにすることはできません。

動脈硬化やがんが毎日の食べ物とかかわりが深いことは、よく知られています。また、口の中の細菌が誤って気管に

年齢	一人平均現在歯数（本）		20歯以上を有する者の割合(%)	
	1993年	2005年	1993年	2005年
75〜79歳	6.72	10.11	10.00	27.1
80〜84歳	5.14	9.8	11.70	24.1

※「2005年歯科疾患実態調査」（厚生労働省）参照

〈8020達成者の割合〉

入れば、これが原因となって高齢者に多い誤嚥性《ごえんせい》肺炎を引き起こしますし、血液中に入れば心臓にも影響を及ぼします。病気の約80パーセントは口から入るといわれるゆえんです。健康寿命と実寿命の差を少なくするためにも、お口の健康管理が重要となります。

普段、「痛い」とか「かみにくい」といった症状がない限り、口の中の状態や機能について、気にとめない人も多いのではないでしょうか。しかし、「８０２０」の達成には、今からの口腔管理が大切です。将来にわたって活動的な日常生活を送る上でも、お口の健康に関心を持っていただきたいと思います。

新潟県歯科医師会地域保健部　片山　修

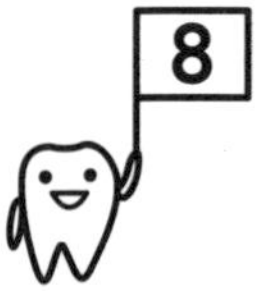

8 予防歯科

◆効果上げるフッ素洗口

高齢者にとって食事は日常の大きな楽しみです。いつまでも自分の歯で不自由なく食べることのできる喜びは、何物にも代え難いものです。表1は、新潟県内のある地域における八十歳の人の歯の本数と、五年間の総医療費の関係を表したものです。自分の歯が多く残る人ほど、医療費が低くなっていることが分かります。

自分の歯を残すには、むし歯の予防が不可欠です。むし歯の発生原因には大きく分けて、①歯質、②細菌（歯の表面に付いた歯垢《しこう》）、③糖質（砂糖）の三つがあります。したがって、予防手段も大きく

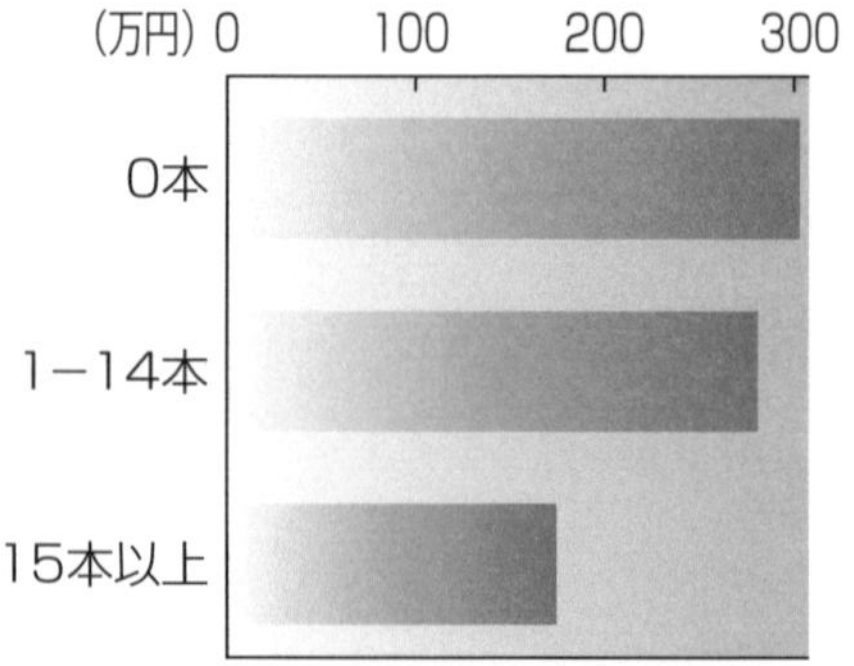

（日本口腔衛生学会甲信越北陸地方会の報告参照）

〈表1　自分の歯の本数別にみた一人平均総医療費〉

三つに分けることができます。①歯質に対しては歯質強化としてのフッ素利用、②細菌に対しては歯の表面に付いた歯垢を取り除く歯磨き、③砂糖については、おやつなどの種類や取り過ぎに気を付ける指導です。

◆4歳から中学修了まで継続

二〇〇四年度の時点で、新潟県内では54・8パーセントの小学校でフッ素洗口が実施されています。フッ素洗口は子どものころからの継続が効果的です。特に、永久歯が生え始める四歳から中学修了まで続けることが必要です。三十歳代の人を対象にした調査で、四歳からフッ素洗口を実施している人には、喪失歯が全くないことが示されました。幼いころからのフッ素洗口経験の成果が、大人になっても持続していることがうかがえます。フッ素洗口への参加に不安があれば、学校歯科医師や、地域のかかりつけ歯科医師に使用について相談してください。

歯磨きをするときは、奥歯の溝や六歳臼歯《きゅうし》などむし歯になりやすい部位を意識して磨くことが大切です。子どもが小さいときにはぜひ、仕上げ磨きをしてあげてください。フッ素入り歯磨剤《しまざい》を併用することで予防効果はより高くなります。また〇四年度、歯肉炎予防のため、新潟県内の56・8パーセントの小学校で、デンタルフロスの使用法の指導が行われています。

チョコレートやあめなど、歯に付きやすく、べとつくおやつの取り方には注意が必要です。特に寝る前に、何かを食べたり飲んだりすると、寝ている間中、歯におやつが付いた状態になり、むし歯発生のリスクが非常に高くなります。むし歯になりにくいおやつでは、キシリトール入りのガムなどが挙げられます。

新潟県では、予防活動と

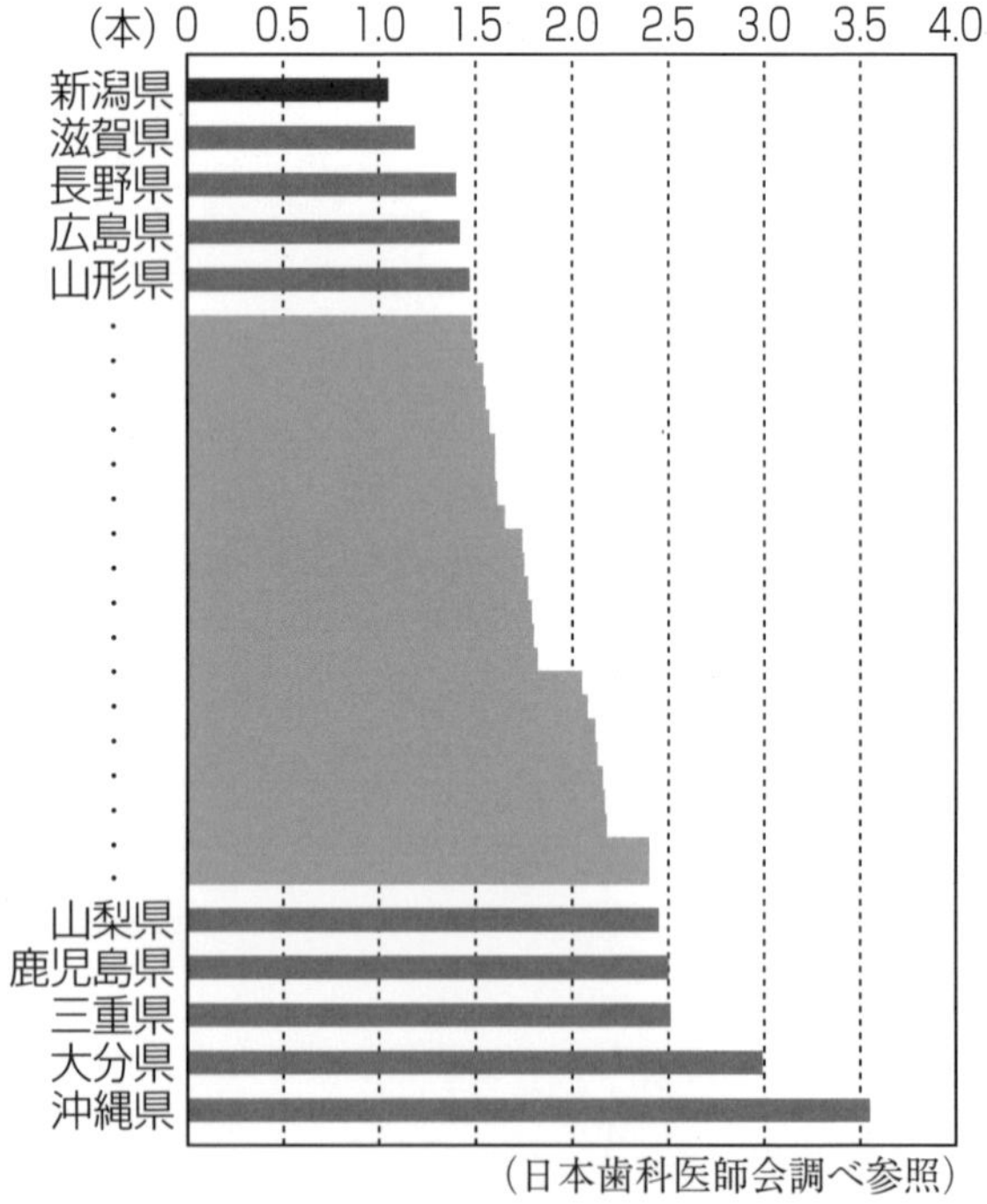

（日本歯科医師会調べ参照）

〈表2　12歳児一人平均むし歯数（2005年度）〉

して「むし歯半減十か年運動」を一九八一年より展開してきました。その後十年単位で計画を更新しています。そして、現在は「ヘルシースマイル21」を実施しています。これには行政や歯科医師会、大学、関連団体が協力しながら取り組んでいます。

歯の健康を守るには、学校などの施設、行政、歯科医師ら専門家の相互協力が欠かせません。新潟県では、地域歯科保健対策と、診療室での専門的予防処置の連携が進んでいます。学校歯科健診でむし歯になるリスクの高い歯を持っている子どもたちには予防を勧め、地元の歯科医院で精査した後、歯垢の完全除去が難しい奥歯の溝を埋めるシーラントなどの予防処置を行っています。

予防歯科の取り組みによって、子どもたちのむし歯は劇的に減少しています。新潟県の十二歳児の一人平均むし歯数（治療済みの歯もまだ治療していない歯も含みます）は〇六年度に〇・九九となり、一本をきりました。日本歯科医師会の調べによると、七年連続日本一むし歯の少ない県となっています。この子たちが成長したとき、日本一健康な体を獲得できると考えています。歯の健康から「新潟県を日本一の健康長寿県に！」─。これは夢ではありません。

新潟大学大学院医歯学総合研究科准教授　葭原明弘

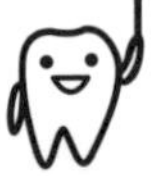

9 新潟県の歯科保健施策の成果

◆むし歯本数が大幅減少

毎年六月四日から十日までは「歯の衛生週間」です。二〇〇七年度の標語は「ずっとずっと　いっしょがいいな　自分の歯」。高齢になっても、自分の歯で何でも食べられる喜びは、何物にも替え難い価値があると思います。

それでは、生涯自分の歯を失わず、健康に保つにはどうすればよいでしょうか。最も重要なのは、むし歯と歯周病から歯を守ることです。特に子どものころにかかったむし歯は、その後も再発を繰り返すため、歯を失う原因の半分を占めています。従って、生涯にわたり自分の歯を保つための第一歩は、子どものむし歯予防から始まります。

◆日本一むし歯の少ない県・新潟

新潟県では、子どもたちのむし歯を半減することなどを目標にした歯科保健計画を一九八一年にスタートさせました。当時は「むし歯の洪水」の時代で治療が追いつかないほどの状況でしたが、以来二十五年間のむし歯予防対策が功を奏し、むし歯の数が激減しました。

この間、むし歯が全くない子どもの割合は三～四倍に増加、治療済みを含めたむし歯総本数は五分の一に減少しました。なんと約百四十七万本ものむし歯がなくなったのです。また、一九八〇年には小中高校生の段階で約三万本あった喪失歯（むし歯などで永久歯を失うこと）も千三百七十本にまで減っています。

むし歯が大幅に減少した理由の第一に、新潟県民の歯科保健に対する関心が高まったことが挙げられるでしょう。むし歯予防の大切さを理解し、子どものおやつに気を付けている人も多いと思います。

第二に、新潟県歯科医師会と行政が一体となって推進したフッ化物（フッ素）洗口を中心としたむし歯予防対策が挙げられます。

第三に、学校と歯科医療機関との連携によるむし歯予防の取り組みが挙げられます。学校歯科健診の機会に、むし歯の子どもに加え、むし歯になりそうな歯がある子どもにも、予防のために歯科医療機関にかかることを勧めています。これを県全体で取り組んでいるのは全国的にも珍しく、昨年度は約一万四千人の子どもたちが医療機関を受診しました。

◆成人の歯の本数も増加
―しかし、いまだ八割が歯周病―

成人期に残っている歯の本数も増えてきました。すべての年代で一人当たりの歯の本数が増加していますが、特に六十歳代と七十歳代では大きく改善しており、８０２０（ハチマルニイマル）の目標達成に向けて着実に進んでいます（表参照）。

一方、歯周病の状況をみると、いまだ新潟県内成人の約八割が歯周病になっています。子どもたちの二～三割も歯肉炎になっており、近年その割合は増加傾向にあります。

歯周病の予防には、ブラッシングが効果的で

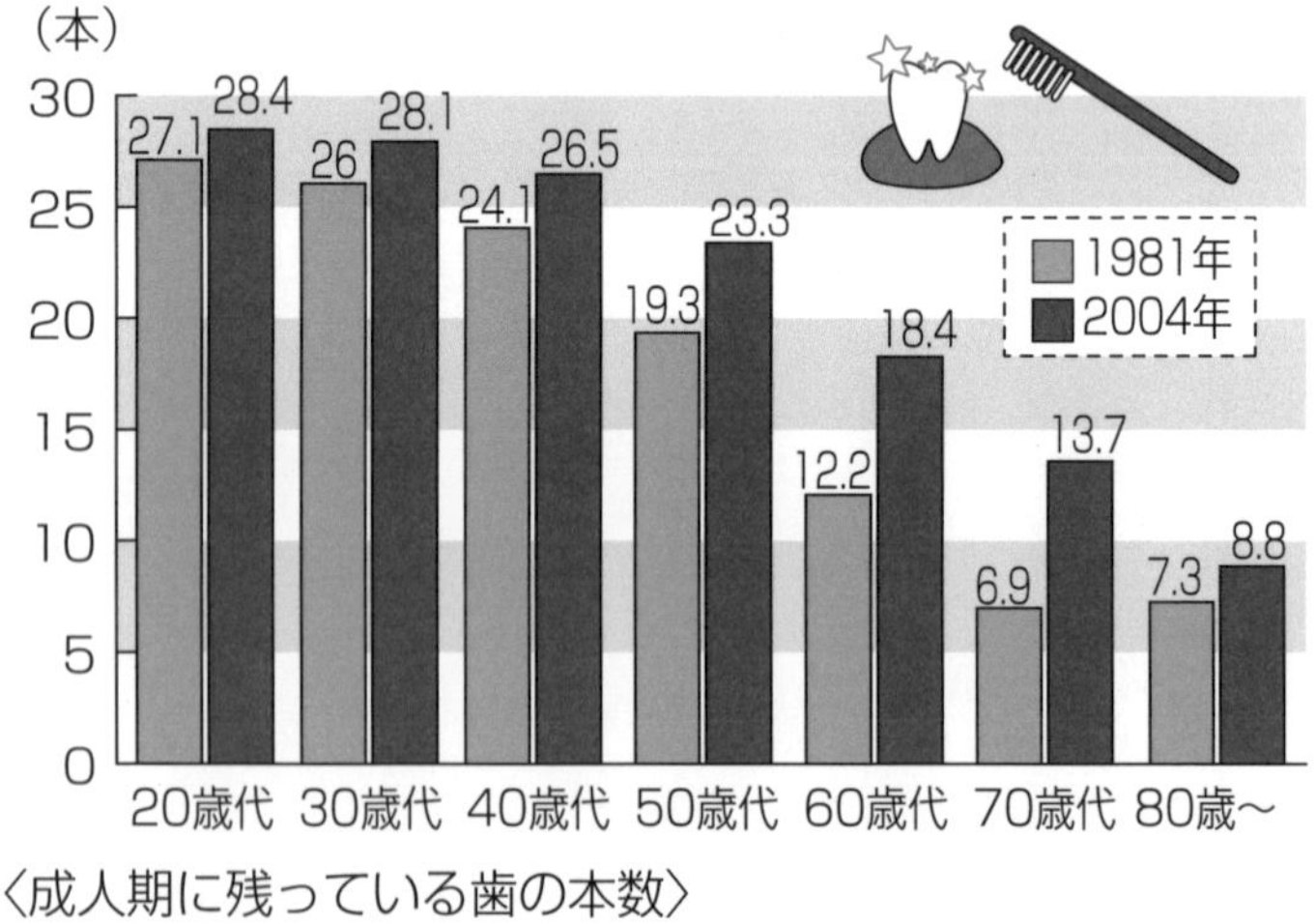

〈成人期に残っている歯の本数〉

す。特に歯と歯の間を磨くことが大切ですが、歯間ブラシやデンタルフロスを使う人は36パーセントにとどまっています。歯周病予防のため、かかりつけ歯科医へ定期受診する人も8パーセントにすぎません。

以上のように、この二十五年間に新潟県民の歯科保健の状況は、子どものむし歯を中心に大きく改善されてきましたが、歯周病予防をはじめ、まだ課題はたくさん残っています。

自分の歯でおいしく食べられることは、豊かな食事と会話を実現し、生活の質(QOL)の向上につながります。今後も生涯を通じた歯科保健対策を一層推進し、健康長寿の新潟県づくりを進めていきたいと考えています。

新潟県福祉保健部副部長　石上和男

コラム 歯が「ショム」「ヤメル」

以前から診療していたおばあちゃんが、「ユーベから歯がヤメテヤメテ寝られねかったが、朝になったら顔にクサがきたすけ診てくれるかね?」と朝一番に窓口へいらっしゃいました。歯はハッコイ水にショムことはあるけど、夜から「ヤメル」ようではかなり重症化しているようです。

新潟の方言では、歯の一時的な強い痛みは「ショム」と表現されます。ショムは、あまり重症でない、一時的な神経の痛みの場合が多く、専門的には「知覚過敏」や「C2」程度に進行したむし歯による痛みが疑われます。

痛みが持続的で、体の奥からくるようだと「ヤム」「ヤメル」となります。骨折などのように体の深部からくる痛みや、胃腸などの内臓からの痛みを表すようです。歯の場合は、むし歯が神経まで達したり、歯周炎が悪化して歯肉のかなり奥で膿を持ったりすると「ヤメテ」くるとなります。歯が「ヤメル」場合は、直ちに応急処置が必要となります。

これが「冷たいもので一時的に刺すような痛みがある」とか「昨夜より持続的な強い痛みが歯の奥の方であり、朝になるとほおが腫れてきました」と言われても、新潟人にとっては借り物の言葉のようで、痛みの実感がなかなか伝わってきません。標準語では表現しきれないビミョウな違いも、方言を使うとしっくりきます。

ところが、最近の若い人には新潟弁が分からない人が増えてきているようです。歯科治療の現場で働く若いスタッフの中には、「ズル」と「動く」の違いや「ゴタ」と「泥」との違いが全く理解できない人も見られます。いよいよ診療所にもグローバル化の波が押し寄せ、借り物の言葉を使わないとうまくコミュニケーションがとれない時代が到来したようです。年寄りの小言かもしれませんが…。

一方で、若者の言葉が分からない場合もあります。ある日、二十代の若者が来院し、歯科医師の「痛みますか？」の問い掛けに「ビミョウ」との答え。患者さんの痛みの程度が全く理解できず、医師は大きく戸惑う。こんなコントのようなやり取りもままあります。せめて自分の病状をうまく表現できる日本語の能力を身に付けてほしいものです。「先生、ガットヤメルテ」「チートバカ、ショムガネ」「イテテバネ」など、歯の治療に役立つ基本的な新潟弁もぜひマスターしてほしいものです。

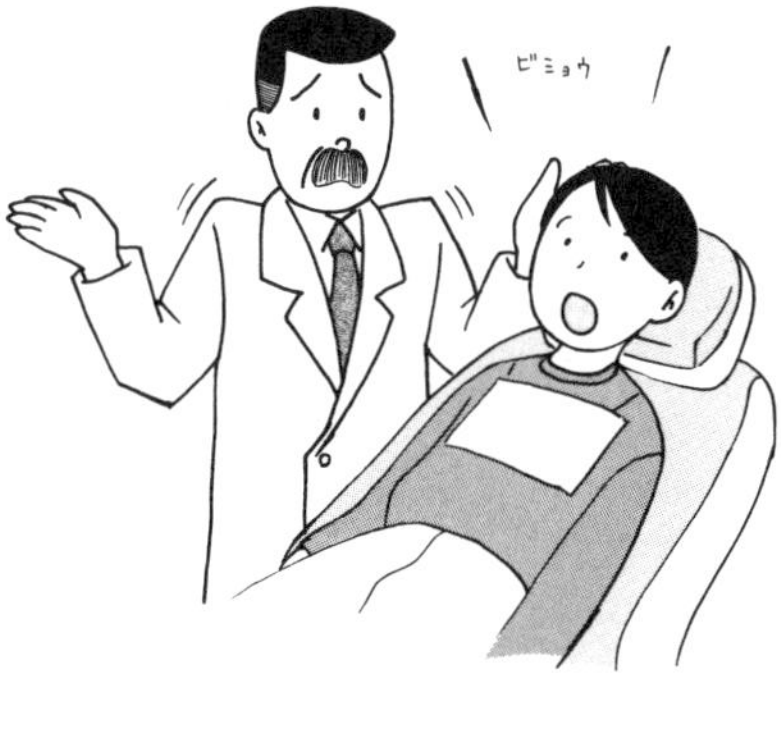

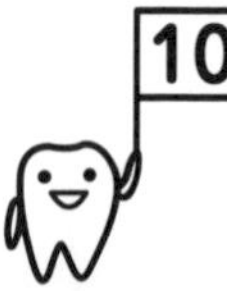

歯科保健と食育

◆よくかんで肥満防ごう

「食」は命の源であり、健全な食生活なくして私たちの健康を維持することはできません。新潟県では「食」の重要性を再認識し、県民みんなで食育を総合的に推進するため、二〇〇七年三月に「新潟県食育推進計画」を策定しました。

その「食」の入り口に「歯や口の健康」があります。新潟県では、二〇〇七年度から健康対策課に歯科保健・食育推進係を設置し、子どもとその家族を中心とした食育と、生涯を通じた歯科保健を一体的に進めることとしています。

家族みんながそろって食事をする―昔はごく普通のことでしたが、最近はそうではなくなっています。それとともに、家庭における食事の「しつけ」がおろそかになり、子どもの孤食や朝食の欠食などの問題も現れてきました。食生活の乱れは、子どもの肥満や将来の生活習慣病の発症につながっています。

以前から「よい歯で、よくかみ、よいからだ」といわれているように、体の健康と歯は密接な関係があります。

早食いせず、味わいながらよくかんで食べると、神経ヒスタミンという脳内物質が分泌され、食欲を抑制するなど肥満の解消・予防につながります（図参照）。目標は一口で三十回以上かむことです。大人にとっても、よくかんで食べることはメタボリックシンドロームの予防・改善に有効です。日本肥満学会が設けた「肥満症治療ガイドライン２００６」の中でも、「咀嚼《そしゃく》法」として位置付けられています。

しかし近年「かまない、かめない」子どもたちが増えているといわれています。ファストフードに代表される軟らかい食

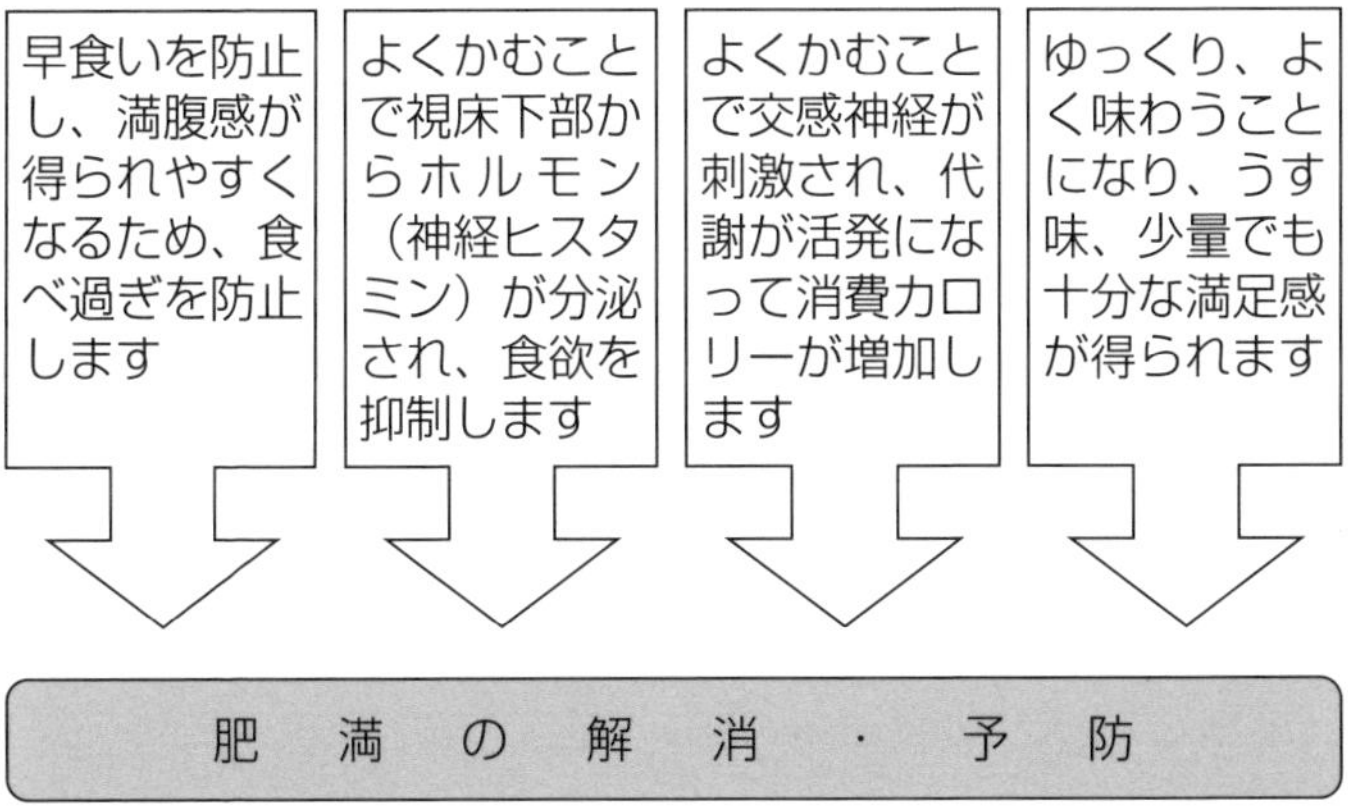
早食いを防止し、満腹感が得られやすくなるため、食べ過ぎを防止します
よくかむことで視床下部からホルモン（神経ヒスタミン）が分泌され、食欲を抑制します
よくかむことで交感神経が刺激され、代謝が活発になって消費カロリーが増加します
ゆっくり、よく味わうことになり、うす味、少量でも十分な満足感が得られます
肥満の解消・予防

できるだけ時間をかけてよくかんで食べることは、今すぐできる「肥満予防法」です。一口で30回かむことを目標にしましょう。

品が増加し、早食いや軟食を好む傾向が見られます。

◆料理やしつけ、まず家庭から

家庭でも「よくかみなさい」ではなく、「早く食べなさい」と言うことが少なくないと思います。本当に多忙な時代ですが、幼いころから望ましい食習慣を身に付けさせたいものです。

よくかむことは、意識すれば身に付けることができ、継続すれば習慣化できます。一方で、かみごたえの少ない料理を日常的に食べていては、よくかむ習慣はなかなか定着しません。かむことに配慮した食事内容も大切です。

よくかんで食べるためには、言うまでもなく健康な歯が欠かせません。新潟県では、生涯にわたり自分の歯でおいしく食べられるよう、歯科保健対策を推進しています。歯を失わないためには、まずは子どものむし歯を減らすことが大切と、一九七〇年代からフッ化物（フッ素）利用を中心としたむし歯予防を積極的に行ってきました。

その結果、十二歳児の一人平均むし歯数は二〇〇〇年以来七年連続で全国一少なく、二〇〇六年度には〇・九九本になりました。二〇一〇年の国および新潟県の目標（一・〇〇本）を早くも達成しています。

また、寝たきりの方の口腔ケアも大切です。口から食べられるようになり、全身状態が飛躍的に改善するケースも珍しくありません。歯や口の健康は、食物を飲み込むだけでなく、食事や会話を楽しむ、生き生きとした表情を作り出すなど、その人の「生活の質」の確保にもつながります。

「よい歯で、よくかみ、よいからだ」を実践するため、家族みんなで、歯や口の健康を保ち、よくかんでよく味わって食べ、「心身の健康づくり」をしましょう。

新潟県福祉保健部健康対策課長　山﨑　理

11

食育と歯の健康

◆「朝食抜き」に多いむし歯

「知育・徳育・体育」は教育の基本と言われます。加えて今、注目されているのが食の大切さを学ぶ「食育」です。規則正しい食習慣を身に付け、自分の健康を考えた食べ物を選ぶ力は、元気な毎日を過ごすために欠かせません。

新発田市歯科医師会で数年前、約四千人の子どもや学生を対象に朝食の取り方と歯科疾患との関連を調べました。小中学生の12パーセント、高校生の17パーセント、短大生の50パーセントが朝食を毎日食べる習慣がなく、朝食を食べない人ほど歯肉炎やむし歯が多いという結果が得られました。

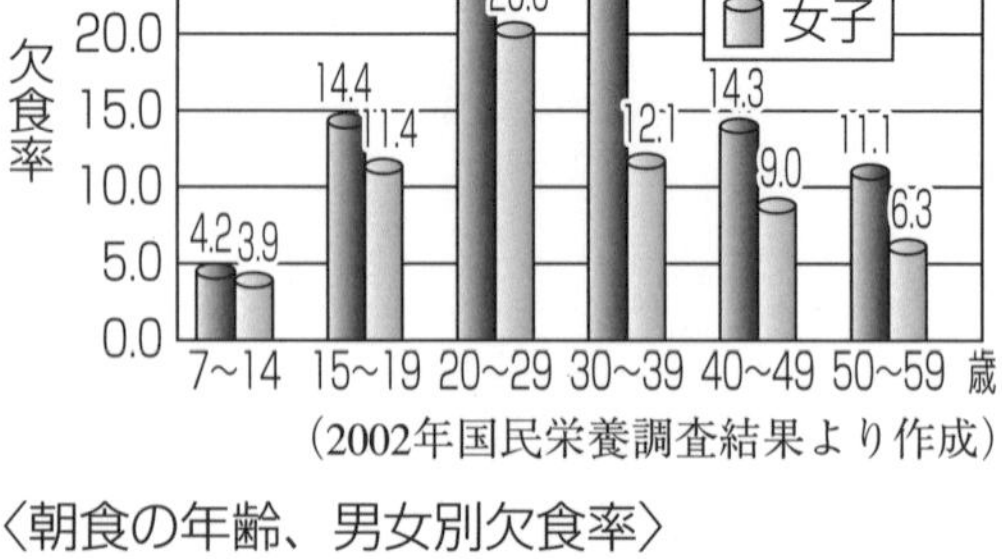

（2002年国民栄養調査結果より作成）

〈朝食の年齢、男女別欠食率〉

丈夫な歯、健康な口を保つためにもまず、三食を規則正しく取ることを心掛けましょう。朝食をきちんと取らないと、間食するようになる恐れがあります。口腔《こうくう》内の細菌が糖分を摂取すると酸が生じます。飲食回数が増えたり、だらだらと間食をしていると、この酸によって歯を作るカルシウムやリンなどが溶け出してしまう「脱灰《だっかい》」の状態が長くなり、むし歯になりやすくなるのです。

また朝食を取ることで唾液《だえき》が一日中きちんと出ることが期待できます。その作用で溶け出したリンやカルシウムが歯に沈着し、脱灰が起きた部分が修復されます（再石灰化）。食べるときはなるべく硬いものをゆっくり、よくかむことが大切です。唾液

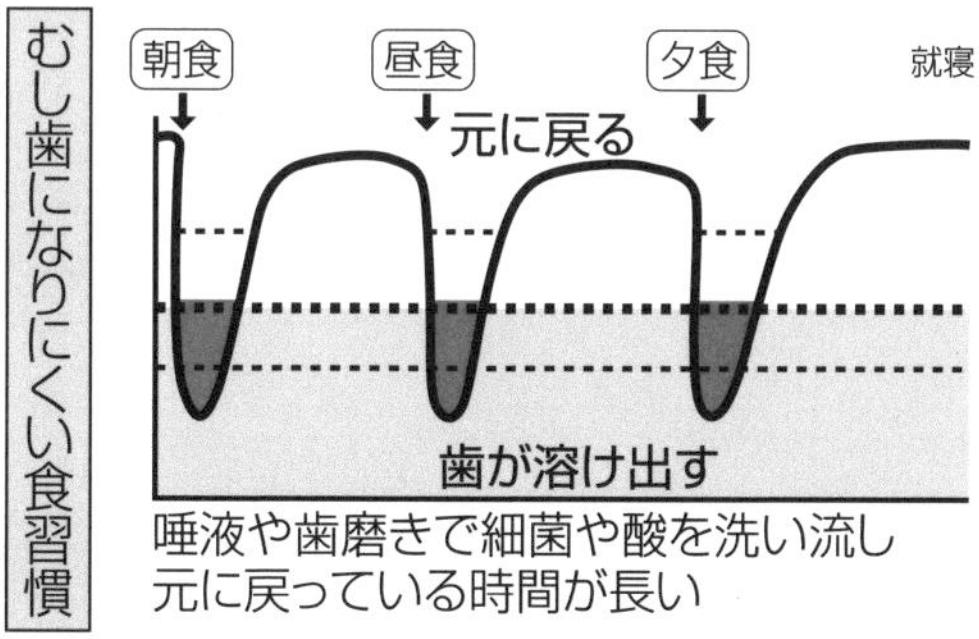

唾液や歯磨きで細菌や酸を洗い流し
元に戻っている時間が長い

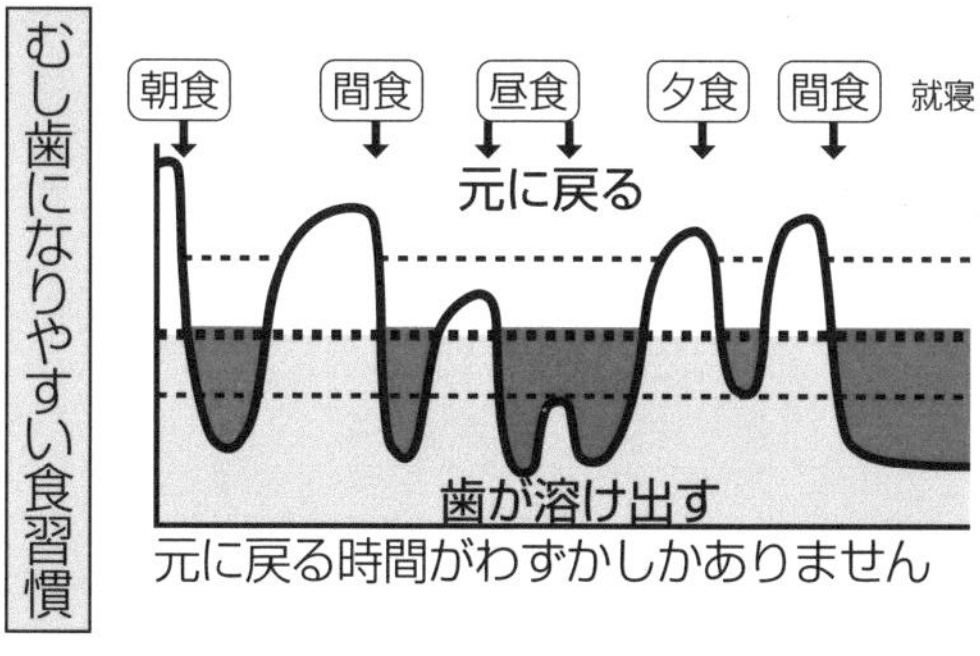

元に戻る時間がわずかしかありません

の分泌を促し、歯を支える骨も丈夫にしてくれます。

◆栄養考えてよくかんで

カルシウム、タンパク質、リン、ビタミン類などの栄養素をバランスよく取ることも大切です。歯を構成するエナメル質、象牙質《ぞうげ》、セメント質は無機質（主にハイドロオキシアパタイト）と有機質（主にコラーゲン繊維《せんい》）から成り、歯髄《しずい》は有機質のみから成ります。

ハイドロオキシアパタイトはカルシウムとリンの化合物の結晶です。カルシウムやリンは、歯が成

カルシウム	ひじき、チーズ、しらす干しなど
リン	米、牛肉、豚肉、卵など
タンパク質	アジ、卵、牛乳、豆腐など
ビタミンA	豚肉、レバー、ホウレンソウ、ニンジンなど
ビタミンC	ホウレンソウ、ミカン、サツマイモなど
ビタミンD	シイタケ、バター、卵黄、牛乳など

〈食品に含まれる歯に必要な栄養素〉

直接清掃性食品 （咀嚼することで歯や粘膜の表面を清掃）	ゴボウ、レタス、セロリなど繊維の多い食品
間接清掃性食品 （唾液の分泌を促進）	酢の物など酸味の多い食品

〈清掃性食品〉

熟し硬くなる石灰化を促進します。コラーゲン繊維は、繊維性のタンパク質を指します。また、ビタミンAは、エナメル質（歯の表面）の形成を助け、ビタミンCはその下の象牙質を強化し、ビタミンDは石灰化の調整役となります。

乳歯は、お母さんのおなかの中にいる時に作られるため、妊娠中の食事が重要です。妊娠中に必要なカルシウム量は一日一グラムとされます。牛乳であれば四〇〇～六〇〇ミリリットル、牛乳が飲めない人は豆腐、納豆、卵、イワシやワカサギなどの魚を食べるとよいでしょう。

一方、永久歯は生後に石灰化が始まります。丈夫な永久歯を育てるには、十五歳前後までに身に付ける食習慣が大切ですが、その後も歯によい食事を意識しましょう。例えば、ビタミンUなどを含むキャベツは歯茎《はぐき》や粘膜を丈夫にし、修復する作用が期待できます。舌の味覚障害の予防には亜鉛《あえん》を多く含むホタテ、むし歯予防にはフッ素や抗菌作用のあるカテキンが含まれるお茶が有効です。このほか咀嚼《そしゃく》することで歯や粘膜の表面をきれいにしたり、唾液の分泌を促進してくれる「清掃性食品」というものもあります。

一生健康な自分の歯でおいしく食べるために、親子で食生活や生活習慣を見直してみましょう。

新潟県歯科医師会広報広聴部　渡辺和宏

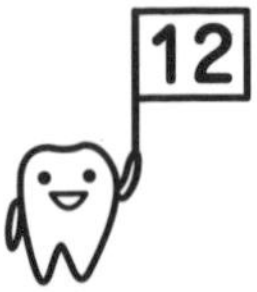

乳幼児の歯科保健

◆生え替わりにむし歯が影響

乳幼児を診察していると、乳歯のお手入れが行き届いていない子どもをよく見かけます。生え替わる歯だからとむし歯の治療をおろそかにしてはいけません。永久歯の歯胚《しはい》（つぼみ）は、乳歯の下で成長しています。乳歯がむし歯になると次に生えてくる永久歯に色が付いたり、むし歯になりやすくなったりと悪影響を及ぼします。

乳歯の数は前歯から奥歯まで五本、上下左右で合計二十本あります。早い子どもだと生後4カ月、だいたい六～八カ月で下の前歯から生え始めます。

生えたての乳歯は、永久歯に比べて歯の表面のエナメル質が薄く、柔らかく、未熟であるためむし歯になりやすい状態です。むし歯のなり始めは、歯の表面が白く濁った状態です。この時期であれば唾液《だえき》中のカルシウムを取り入れ、再石灰化（もう一度きれいになる）が期待できます。しかし、むし歯になってしまうと進行が早く、また広範囲に広がりやすいため、数カ月で神経に達することがあります。さらに化膿《かのう》して根から歯の周りの歯茎《はぐき》まで腫《は》れてしまうこともあります。

◆むし歯予防は正しい食生活から

むし歯予防のためには、規則正しい生活や健康的な食事が大切です。そしてもちろん、歯磨きの徹底が重要です。

そこで、歯磨きがまだ上手にできない一歳半から未就学の子どもを持つ保護者の方に「寝かせ磨き」をお勧めします(図参照)。

まず、お子さんの頭をひざに乗せます。上から口の中をのぞき込み、あごを手で押さえながら歯を磨きます。口の中がよく見えるため、磨き残しが減ります。特に寝る前が効果的です。子どもが嫌がら

子どもをひざに寝かせ、上から口の中をのぞきこむような姿勢をとり、あごを手でおさえながらみがきます。

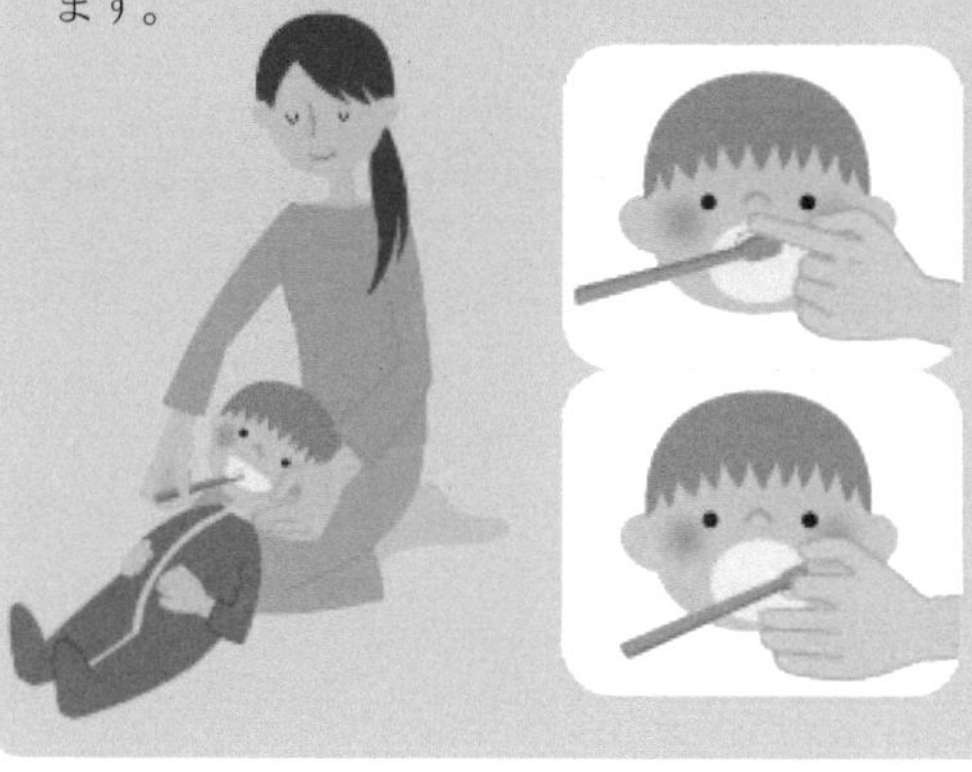

上の前歯
上くちびる裏の筋にハブラシがあたらないように、人さし指でガードしながらみがきます。

奥歯
人さし指でほおをふくらませてみがきます。

出典　花王ホームページ「歯の健康相談」

〈寝かせみがき〉

ないように、話し掛けながら磨くなど、楽しい雰囲気を心掛けてください。

子どもが一人で歯を磨けるようになっても、お口の中をよく見て観察してあげてください。

むし歯になりやすい個所は、①歯のつけ根（歯茎に近い部分）、②歯と歯の間、③歯のかみ合わせの面（でこぼこの面）です。また、六カ月を過ぎて夜中に授乳を続けたり、哺乳《ほにゅう》びんでスポーツ飲料やジュースを飲んだりすると、上の前歯がむし歯になりやすくなるので気を付けてください。卒乳が遅く、おやつに砂糖を多く含むものを頻繁に、不規則に取ることもむし歯になりやすくなる原因となるので気を付けてください。

歯質を強化する方法には、むし歯に対する抵抗力を高める「フッ素塗布」や磨きにくい奥歯のかみ合わせの面を埋めてむし歯を予防する「シーラント」などが

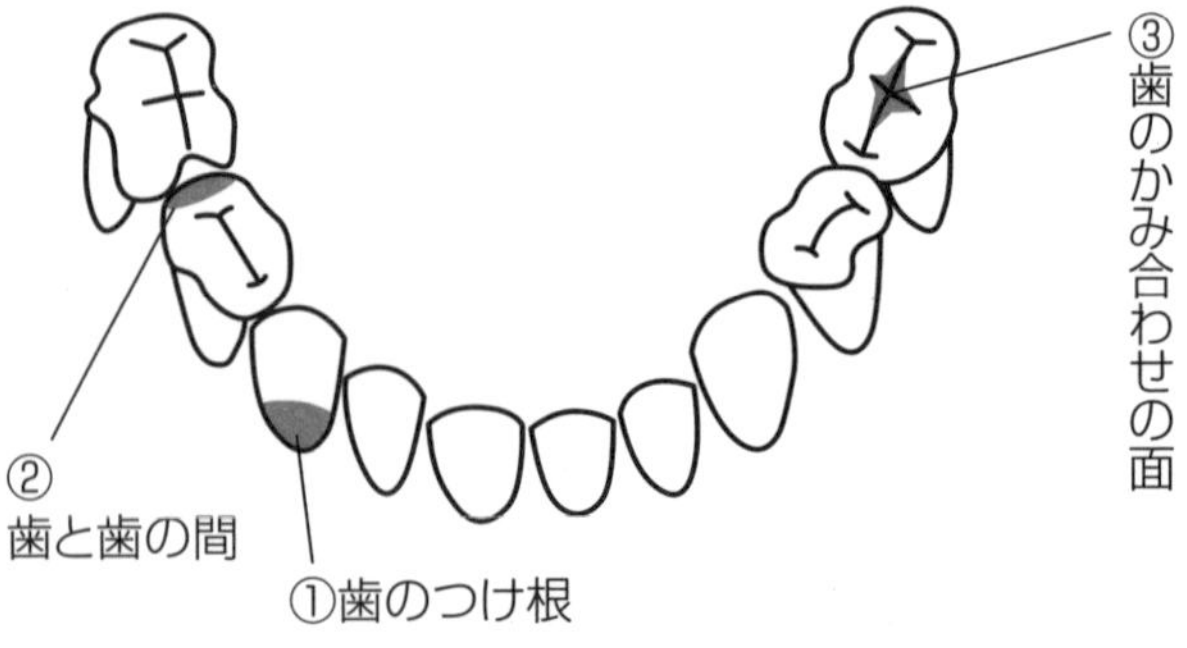

〈むし歯になりやすい個所〉

ありますので、かかりつけの歯科医院にご相談ください。

乳幼児期の子どもは、転倒して歯を折ったり、傷つけたりすることもあります。もし転倒などで歯が抜けてしまった場合でも、条件が整えば歯を戻すことができます。抜けた歯をお口の中や牛乳の中で湿らせておき、できるだけ早く歯科医院を受診してください。

また、指しゃぶりが四歳を過ぎても続いていると、かみ合わせやあごの骨の成長に悪影響を及ぼします。四、五歳を過ぎての指しゃぶりは眠気、退屈などの原因がありますので、コミュニケーションをとりながら、しからずにやめさせてください。

お口は食べ物をかむだけの役目だけではなく、正確な発音や感情を表す場所です。お口の中を健康に保つよう、親子で楽しくケアしてください。

新潟県歯科医師会広報広聴部　桑原直久

コラム ハリウッド映画にでてくる「歯」の話し

血湧き肉躍るアクション映画から、むし歯になりそうなくらい甘い恋愛映画まで、ハリウッドではたくさんの素晴らしい映画が作られていますが、それらの中に観られる「歯」に関するシーンは、その時代ごとの歯に対する意識が反映されていて興味は尽きません。

まずは一九四二年のアカデミー賞に輝いた名画『カサブランカ』のワンシーンをご紹介しましょう。六十年以上前に作られた映画ですが、主演のハンフリー・ボガードとイングリッド・バーグマンが「十年前は何をしていたの?」「(歯並びを) 矯正していたの」という会話を交わしています。欧米では、歯並びのきれいな笑顔が美人の必須条件だったことがこの会話から伺われます。『がんばれ！ベアーズ』(一九七六年) や『クイズショウ』(一九九四年) にも、賞金で歯列矯正治療を受けるというせりふが出てきます。

『プリティ・ウーマン』(一九九〇年) では、ジュリア・ロバーツが、デンタルフロスで歯を清掃するシーンがあります。日本では、近年ようやく一般的になってきたデンタルフロスですが、彼女は「歯磨きには欠かせないの」と言って歯みがきします。アメリカでは、歯の手入れが悪い人は自己管理能力に欠けるという社会通念があります。歯の健康はステイタスであり、規則正しい生活習慣ができる精神力が備わっていることを意味します。

逆に、わざと歯を汚くして撮影する場合もあります。『パイレーツ・オブ・カリビアン』では、ジョニー・デップらのキャストに撮影中は歯みがき禁止令が出されたそうです。確かに海賊の歯が白く輝いていたら変ですよね。

『キャスト・アウェイ』（二〇〇〇年）の飛行機事故によって無人島に漂着した主人公トム・ハンクスは、歯の痛みに耐えかねて、スケート靴のブレードを使い自分で歯を抜いてしまいます。器具も麻酔もなしに、これは観ている方も痛い！　こんなことにならないように、歯はいつも健康にしましょう。痛そうといえば『マラソンマン』（一九七六年）の麻酔なしで歯を削る拷問シーンはもう観ていられません。

痛い話はここまでにして、最後に素敵な恋愛映画『恋のためらい』（一九九一年）を紹介します。アル・パチーノとミシェル・ファイファーが歯みがきをするバックにドビュッシーの音楽が流れ、とてもロマンチックなシーンなのですが、歯科医師の目で観ると歯ブラシのサイズが大きすぎるのが気になるのですが…。

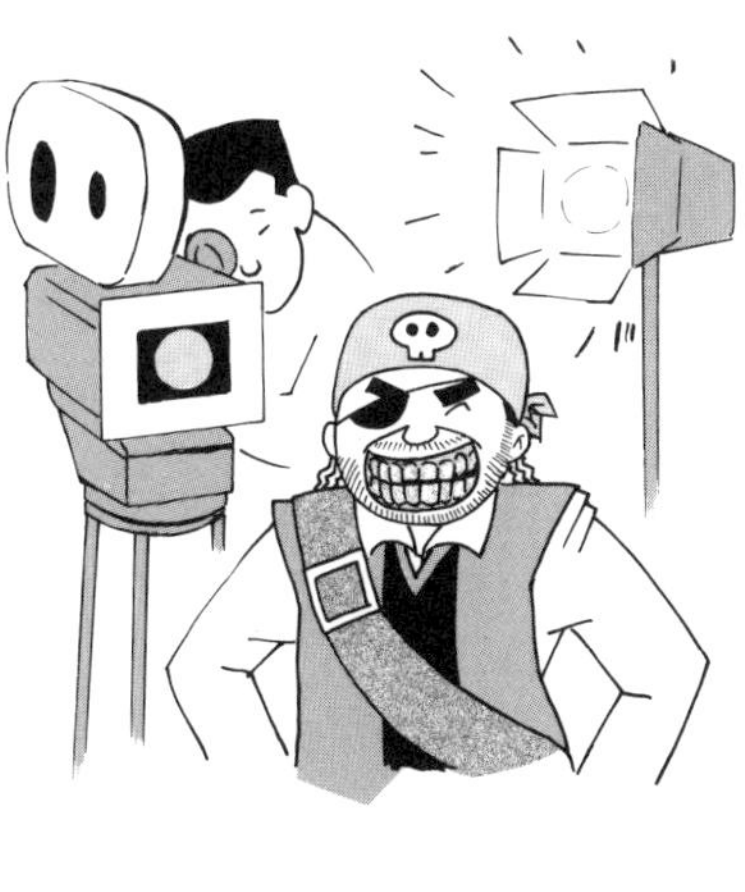

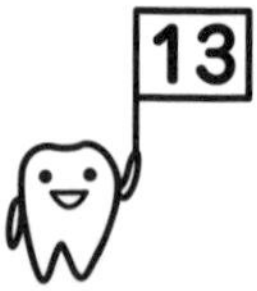

咀嚼

◆動作が複雑なため、すぐにトラブルに

普段、私たちは「食べる」という動作を何げなく行っています。でも実は、目・鼻・手・あご・舌・ほお・首や肩の筋肉といった体のさまざまな機能が関連する複雑な動作なのです。脳の働きとの関連も指摘されている「咀嚼《そしゃく》」について紹介します。

視覚や嗅覚《きゅうかく》を使って安全だと判断した食べ物は、手や指によって口へと運ばれます。歯でかみ砕いているときには、耳下腺《じかせん》など多くの唾液《だえき》腺から唾液が分泌され、食べ物に適度なとろみを付けて飲み込みやすい状態にしてくれます。

きちんと咀嚼するには、食べ物がかみやすい位置（上下の歯の間）にあることが大切です。そのためほおや舌は、食べ物が歯の外側や内側にこぼれないように調節すると同時に、口腔《こうくう》内を右へ左へと移動させて十分に咀嚼できるようにします。この間、唇《くちびる》は食べ物が口の外へこぼれないようにします。

飲み込みやすくなった食べ物は、舌の動きでのどの方へと送られます。のどは食べ物が来たことを察知すると、無意識に飲み込む動作に移り、食べ物が気管に入らないよう肺に通じる気道（気管支）を塞《ふさ》ぎ、食道から胃へと送りこみます。

こうした体の働きを脳の側から見てみると、さらに興味深いものがあります。脳には、高度な情報処理を行う大脳皮質と呼ばれる部分があります。カナダの脳外科医ペンフィールド氏による脳への電気刺激実験で、大脳皮質のかなり広いエリアを口に関係する部分が占めていることが分かりました（図参照）。「食べる」という動作は、脳を活発に使うことがうかがえます。

最近、脳のトレーニングが話題に

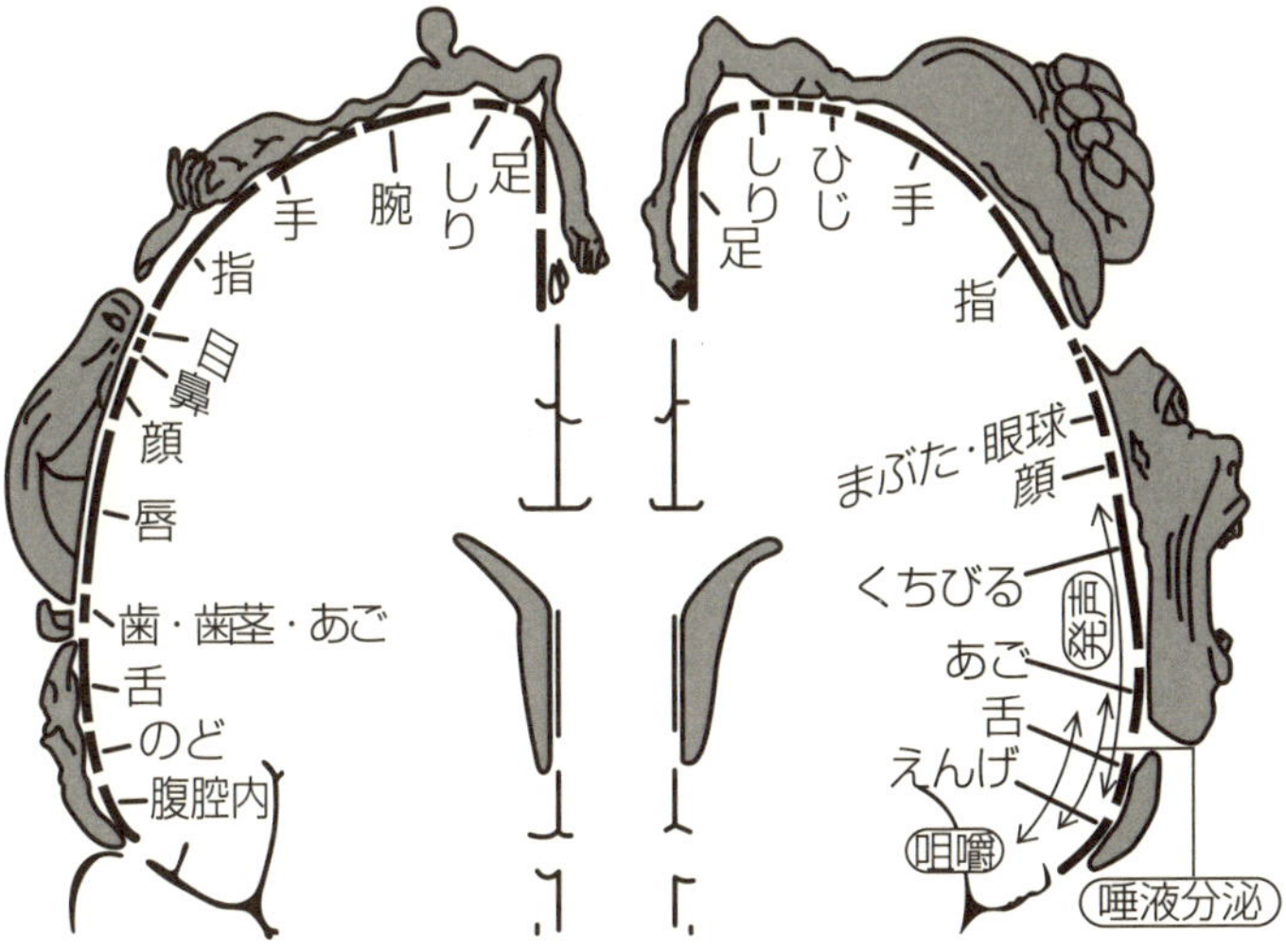

（ペンフィールドの実験による）

〈大脳皮質の運動野（右）と感覚野（左）の主な機能分布図〉

なっていますが、歯応えのあるものを十分にかんで味わうこと、食後も丁寧《ていねい》に時間をかけて歯ブラシを動かすことで、同じような役割も期待できるのではないでしょうか。

昔から「よくかんで食べると体によい」といわれています。昔の人は経験的によくかむことが健康につながることを知っていたのでしょうが、これには十分な科学的根拠もあります。

目や鼻も使って、食べ物の色や香りを楽しみながらよくかんで、ゆっくりと味わいながら食事を取ると、脳の働きが活発になり、消化器は食べ物を受け入れる準備を始めます。同時に、かむ動作にともなって顔の筋肉や首の筋肉が活発に動き、唾液腺が刺激されてたくさんの唾液が分泌されます。唾液にはむし歯を予防する効果や、お口の中の粘膜を保護して病気から守る働きがあります。お口の健康が保たれれば、全身の健康にもつながるのです。

よくかんで食べることによって食べ過ぎを防ぐことができ、肥満防止にもつながります。十分に時間をかけてよくかんでいると、その間に胃などの消化器では食べ物を受け入れる準備が整い、入ってきた食べ物をすばやく消化できるようになります。脳では、胃に食べ物が入るのを受けて満腹中枢と呼ばれる部分から「おなかいっぱい」の信号が出されるので、食べ過ぎが防がれます。

◆体全体に影響、早めに対処を

歯が一本ぐらつく、かんだときに痛みがある、唾液が少なくお口がひりひりする――。ほんのちょっとしたトラブルで、かむ動作には容易に狂いが生じてしまいます。そして、複雑な動作であるため、一度おかしくなると回復は難しく、体にさまざまな悪影響をもたらします。

例えば右の奥歯がなくなり、左側だけでかむようになると下顎骨《かがくこつ》が左にずれます。これに伴って首の骨も傾き、背骨にゆがみが生じる可能性があります。また片がみは、あごと首の回りの筋肉のバランスを崩し、肩こりや頭痛の原因となる恐れもあります。

咀嚼が十分にできない場合、口に入ったものを丸のみしてしまいがちです。しかし、丸のみではもし食べ物の中に小さな釘《くぎ》などが入っていたとしても、識別できない危険性があります。きちんとかむことで、異物を体内に入れることを防いでいるのです。

お口のトラブルは正しい咀嚼を阻害し、体の健康全体に影響を与えます。ささいなことでも放置せずに早めに対処しましょう。

新潟県歯科医師会広報広聴部　佐藤圭一

14

唾液の役割

◆口腔を潤して細菌の増殖を抑制

唾液《だえき》（つば）の研究が進み、お口や全身とのかかわりの中で、唾液の果たす役割が極めて重要であることが分かってきました。

唾液は成人なら一日平均一リットル、よくかむ人だと一・五リットルほど分泌されます。三大唾液腺（耳下腺《じかせん》、顎下腺《がっかせん》、舌下腺《ぜっかせん》）と多くの小唾液腺がその源となります（図参照）。

成分のほぼすべてが水分ですが、残りの微量な成分が大切な役割を果たしています。食べ物の消化を助けることに加え、唾液が口腔《こうくう》内を常に潤《うるお》していることで、細菌の増殖を抑制し、口の中の粘膜が傷つくのを防ぎます。

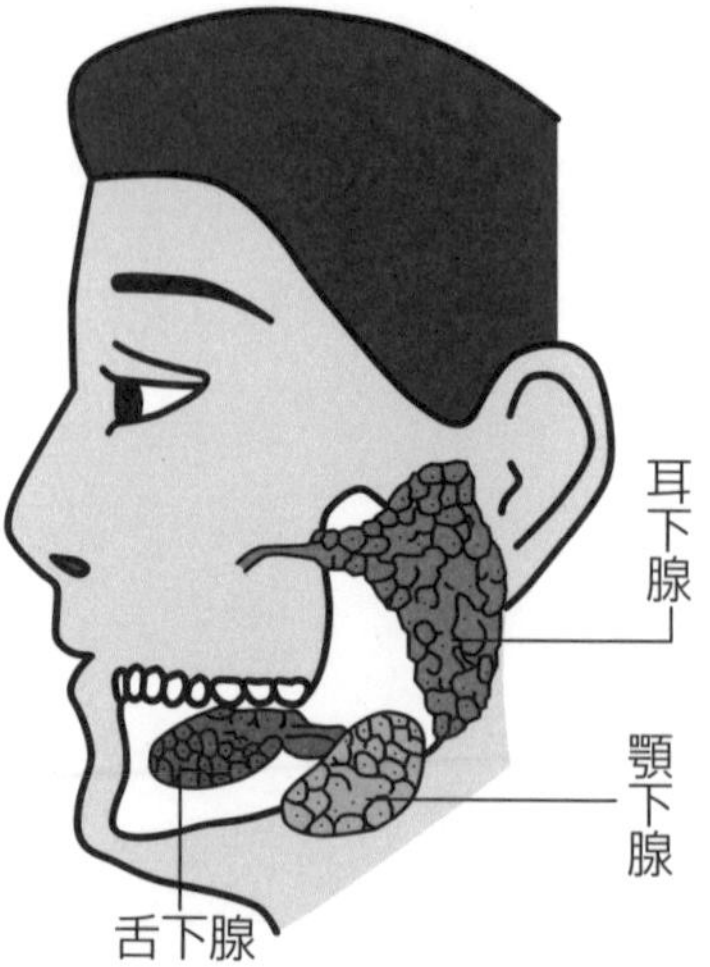

- 粘膜を覆い、口の中が傷つくのを防ぐ
- 発音、咀嚼（そしゃく）、飲み込みを補助する
- 細菌の増殖を抑制する
- むし歯や歯周病になりにくくする
- 初期のむし歯を再石灰化する
- 食べ物の消化を助ける
- 口臭を少なくする
- 味覚の感覚を高める

〈唾液の役割〉

口臭を少なくする作用や風邪などの細菌に対抗する免疫抗体も含まれています。また、唾液はむし歯や歯周病になりにくくし、初期のむし歯を再石灰化する力もあります。

ほかにも、全身の健康にかかわる重要な物質も含まれています。例えば、ペロオキシターゼという酵素は、がんの発生原因ともいわれる活性酸素を分解する力を持っています。

◆糖尿病予防に

耳下腺には天然のインスリンが含まれています。よくかむことによって、唾液と一緒に分泌され、糖尿病予防につながります。さらに、表皮成長因子（ＥＧＦ）と神経成長因子（ＮＧＦ）も含まれます。ＥＧＦは胃かいようの予防に効果があるといわれます。ＮＧＦは死滅しかけている脳内の神経細胞を保護する働きがあり、近い将来、記憶障害の改善や認知症防止への道を開く可能性があります。

◆生活様式の欧米化

日本人の食事は欧米化や加工食品の増加により、軟らかめの食べ物を好むようになり、硬めの食品をあまり食べなくなってきています。食事中、あまりかまずに水などの飲み物と一緒に流し込む悪習癖を時折目にしますが、このような食べ方は、唾液を分泌する働きを弱めてしまいます。

十分に分泌させるには、ゆっくりとよくかんで唾液腺を刺激することが重要です。よくかむことは脳への血流量を増やすことにつながるので、このような習慣がある子どもは学力が高いという傾向も報告されています。

お年寄りは唾液が出にくくなると耳にしますが、加齢が直接の原因ではありません。高齢になると水分の摂取量を減らしたり、薬を服用したりする人が多くなります。利尿剤や鎮痛剤、骨粗しょう症治療薬など一部の内服薬に、唾液を減少させる作用が報告されています。また、入れ歯を使用すると自前の歯に比べて、かむ力が二〜三割に減少します。よって、このような方は意識して回数を多くかむようにしてください。

極端に唾液が減少している場合には、歯や舌、ほお粘膜と擦れて、痛みやひりつきなどの症状やむし歯が発生しやすくなり、歯周病も進行する傾向があります。

◆口が渇く場合の対処方法

口が渇くからといって、一度にたくさんの水を飲んでも効果がありません。少しずつこまめに飲むようにしてください。唾液を増やすために、かむ回数を一口で三十回を目標に増やす、ガムをかむ（休みながらでも三十分くらいを目安に。あめ玉は止める）、耳下腺と顎下腺をやけどしない程度に温めた濡れタオルでマッサージするなどを試してみてください。また、適度の運動とよく笑うことでストレスをためないようにしましょう。唾液を減少させる作用の少ない薬を使えないか、医師に相談してみることもお勧めします。すぐに効果の出る対処方法は今のところありませんが、根気強く続けることによって、徐々に唾液分泌量は増えていきます。最近では安価な人口唾液（キシリトール、ヒアルロン酸、カテキンなどが入ったもの）もあります。

かむために必要な歯や歯茎《はぐき》を保つために、乳幼児期からの正しいプラークコントロールと規則的な食事や生活習慣が大切です。予防意識を持って定期健診を受けてください。

新潟県歯科医師会広報広聴部　佐藤　隆

15

口臭

◆原因見極めて治療を

人の口は食物をかんで飲み込むという消化器の役割だけでなく、声を出す発声器の役目も担っています。しかし口のケアが十分でないと、吐き出される息（呼気《こき》）は、周囲の人に不快感を与える口臭を伴うようになります。

口臭と一口にいっても、原因はさまざまです。起床時や空腹時、緊張が続いたときなどに発生する生理的口臭と、歯科疾患や消化器系など全身の病気によって起こる病的口臭に大別されます。

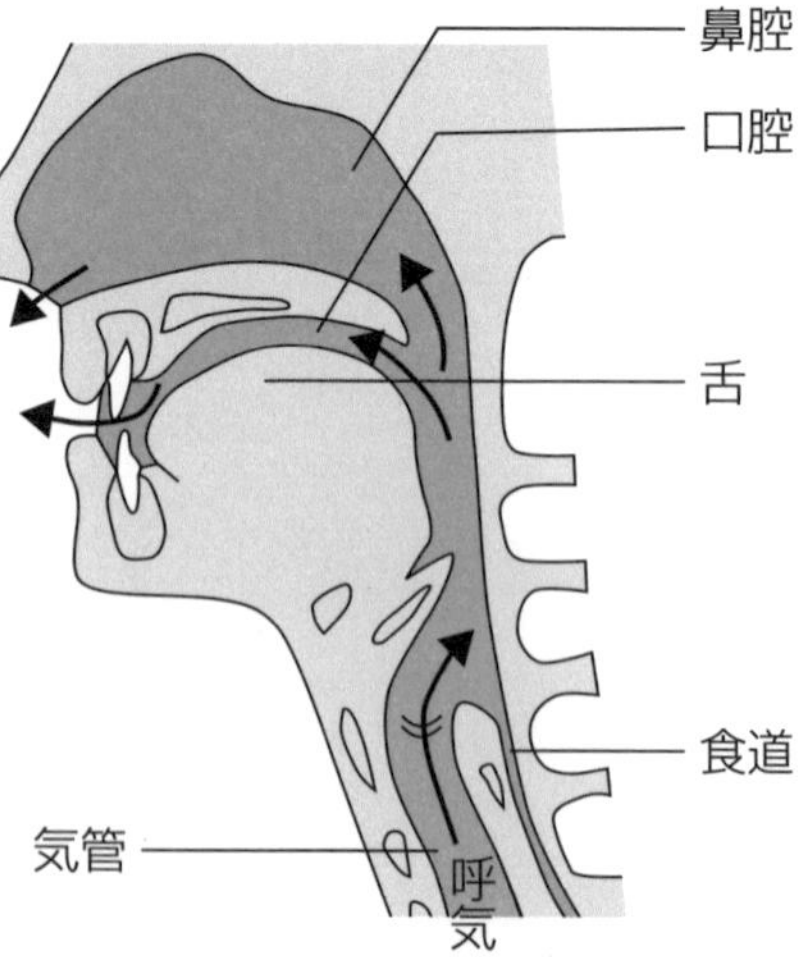

〈呼気の流れ〉

生理的口臭の原因は、唾液《だえき》分泌量の減少です。唾液が減ると口腔《こうくう》内の雑菌が増え、その代謝産物である硫化水素などの揮発性硫化物によって腐敗臭が漂います。

特に夏は汗の量が多くなり、体内の水分が減ります。結果的に唾液の分泌量も減少し、口臭がきつくなることがあります。睡眠時のように口を動かす機会が少ないときも、雑菌が口腔内に滞留し、口臭が強くなります。

そのほかには、お酒を飲んだときのアルコール臭や、ニンニクなど臭いの強い食べ物を食べた後に生じる口臭があります。それらは一時的なもので、広義の生理的口臭に分類され、病的口臭ではありません。食物中に含まれる臭いの成分は、胃や腸で消化吸収された後、血液を介して肺へ運ばれます。そこでガス交換によって呼気中に排出され、口臭として感じられるようになります。

◆歯磨きを徹底して病気予防

こうした口臭は歯磨きを徹底し、食べかすなどの汚れを残さないようにすること、水分を補給することで防ぐことができます。口腔を清掃するために市販の洗口剤でうがいをしたり、キシリトール入りのガムをかんだりするのも効果的です。

より問題なのは病的口臭で、原因の大半は歯周病です。歯周病が進行すると、歯と歯肉の間にできるすき間から血や膿《うみ》が出て、強烈な口臭を伴うようになります。こうなると歯磨きだけでは対処しきれないため、歯科治療が必要になります。ほかに薬の副作用などによる口腔乾燥症（ドライマウス）なども原因に挙げられます。薬剤の服用が増える高齢者に多くみられます。

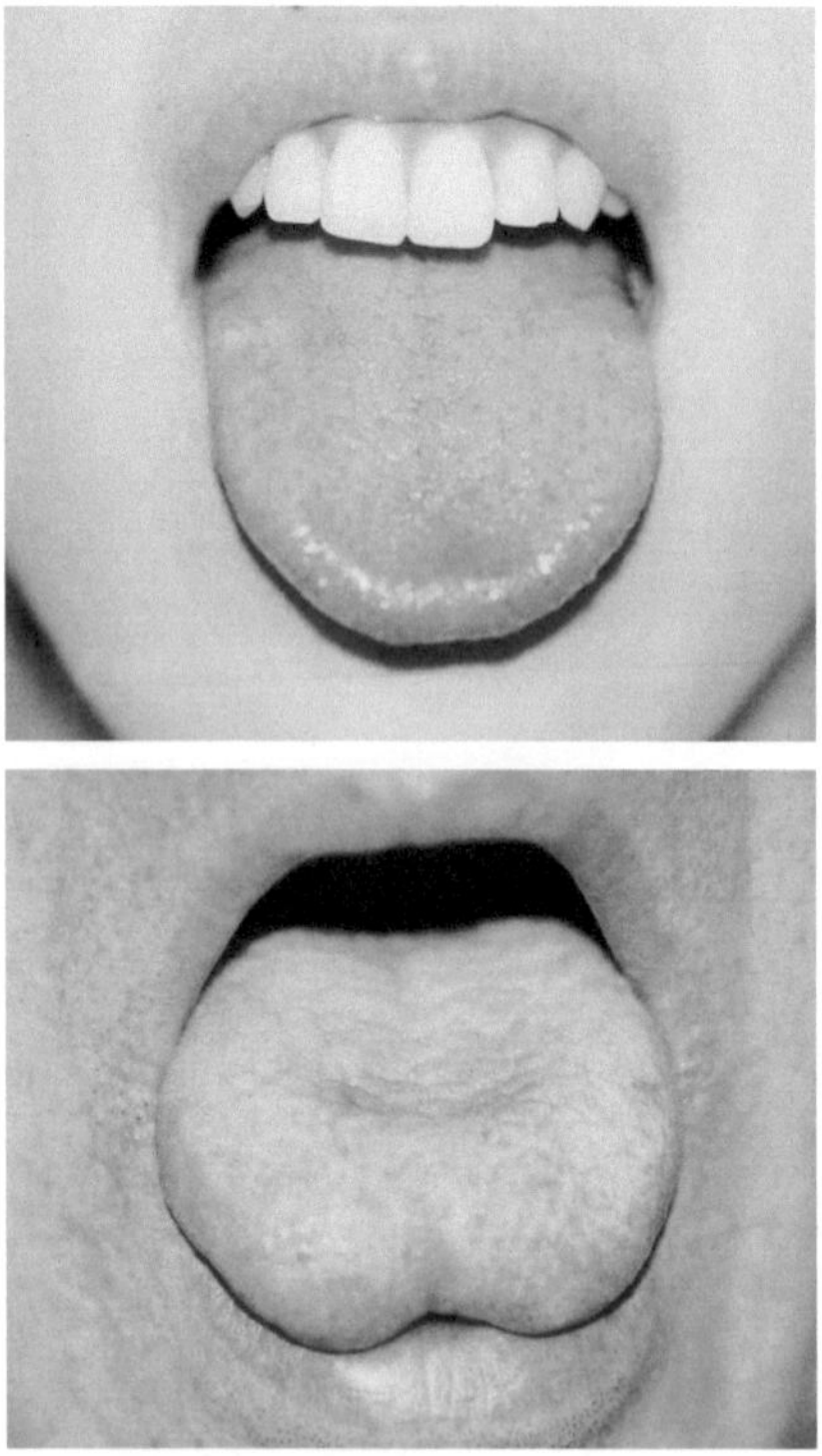

（上）はきれいな舌
（下）は舌苔が少量付着した舌

病的口臭の場合、口臭が強いにもかかわらず、意外に本人は気付かないようです。常ににおいがあると臭覚《きゅうかく》が慣れ、異臭として感知できなくなるためです。においは歯科治療や内科治療で解消することも可能です。周りの人は、誠意をもって指摘することが大切です。

そして、案外見落とされやすいのが舌の清掃です。舌表面を苔《こけ》が生えたように覆う、白色や褐色の付着物「舌苔《ぜったい》」は隠れた口臭の原因です。舌苔は、はく離した粘膜の上皮や細菌が付着したもので、揮発性硫化物発生の温床となりますが、歯磨きの際、歯ブラシや舌ブラシで軽くなでることで取り除くことができます。

逆に、周りにはほとんど感じられないのに、自分の口臭を強く感じてしまう場合もあります。これを自臭症《じしゅうしょう》といいます。気にし始めると次第に過敏になり、わずかな生理的口臭でも感じ取るようになります。意識しすぎるあまり、仕事などに集中できなかったり、対人関係を敬遠するようになったりとストレスがたまりやすくなります。口臭外来や歯科医院を訪ね、口臭が病的なものかどうか、検査や指導を受けるのも良いでしょう。

自分でできる口臭対策はまず、何がにおいの原因となるかを自覚することです。そして汚れを落とし、病気を予防するためにも、十分な歯磨きをすることに尽きます。

新潟県歯科医師会広報広聴部　幾野　博

16

顎関節症

◆若い女性に多い発症例

最近マスコミなどでもよく取り上げられるので、耳にしたことがある方も多いと思いますが、顎関節症《がくかんせつしょう》という病気をご存じですか？　ストレス社会を反映してか、最近治療を受ける患者さんが増えている病気です。

顎関節症は「あごが痛い」「口が開かない、開けにくい」「あごの関節がカクカク・ガサガサ鳴る」などの症状を示すあごの病気です。

食事や会話の妨げになるだけでなく、症状が強い人では、頭痛や首・肩の痛み・憂鬱《ゆううつ》感《かん》など、あご以外の症状を伴う場合もあります。耳の辺りが痛むことが多いため、耳鼻《じび》科《か》を受診される患者さんもいますが、障害はあごの機能と密接に関連していることから歯科が専門分野の病気です。

症状の発生は男性より女性が三～四倍多く、また思春期から三十代前半の人に多く見られ、治療の必要な人の比率が人口の5パーセント程度と高いのも特徴です。

患者さんによって障害の発生するメカニズムは異なりますが、あごの筋肉の異常なこりや緊張、関節内の微小な損傷、関節をスムーズに動かすために必要な軟骨《なんこつ》（関節円板）や関節液の異常によって発症します（図参照）。病気の本質は筋肉や関節が障害を受ける「筋骨格障害」であり、よく似た疾患としては肩こりや腰痛症が挙げられます。

◆原因は複合的　治療理論も多様

ではなぜこのような障害が発生するのでしょうか？　かみ合わせや歯並びの異常（構造的な問題）に加えて、無意識に行っている歯ぎしり（習癖異常）やほおづえ（生活習慣）、さらにストレス（社会・心理的環境）などさまざまな原因がありますが（表参照）、発症にはこれらが複合的に関与する上、

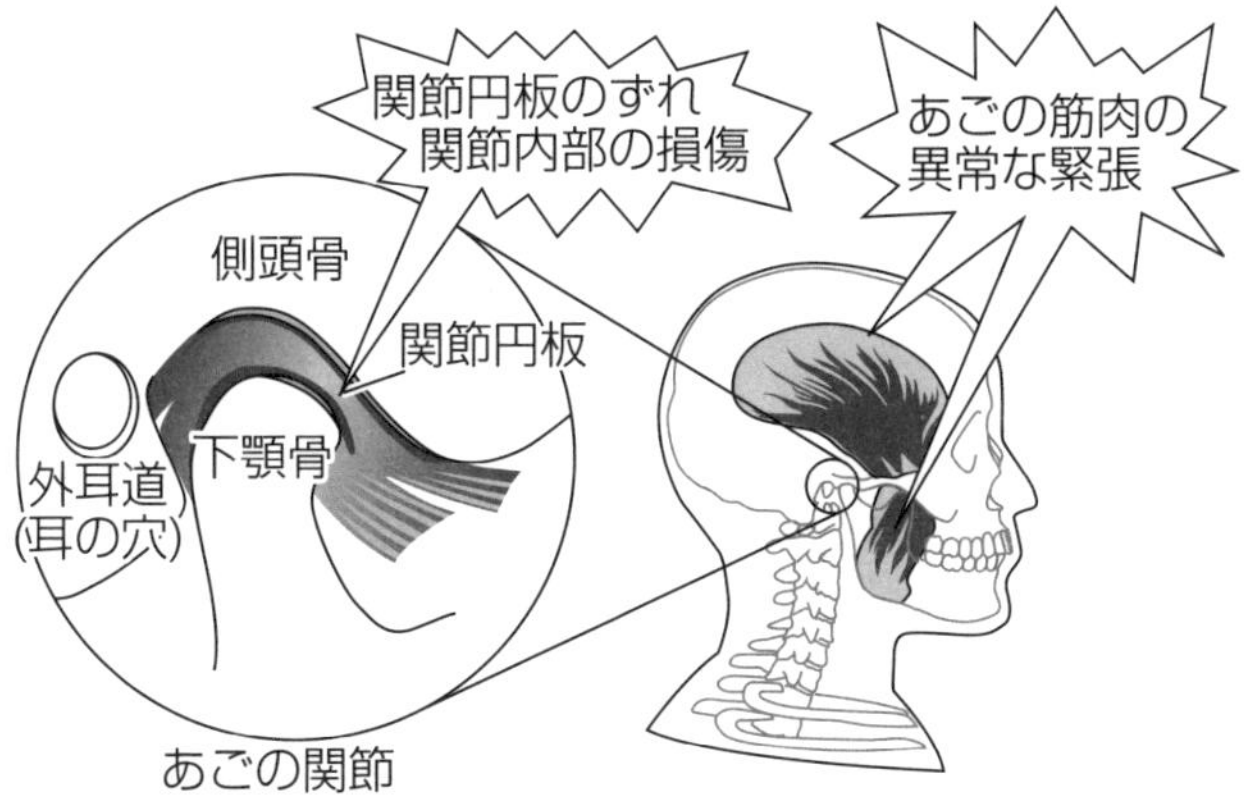

〈顎関節症の発症メカニズム〉

構造的な問題	かみ合わせや歯並びの異常、あごの成長発育の不良、むし歯や欠けた歯を放置している
習癖異常	歯ぎしり、くいしばり、姿勢の不良、舌・嚥下の癖、口呼吸
生活習慣	ほおづえ、早食い、ガム咀嚼、激しいスポーツや楽器演奏（とくに管楽器）、うつぶせ寝、硬い食べ物が好き、長時間のコンピューター操作
社会・心理的な環境	仕事や生活でのストレス、性格、人間関係のトラブル

〈顎関節症の原因と考えられる因子〉

症例によってその組み合わせが異なります。従って、患者さんに合った治療を行うためには、詳しい診査を行って原因や誘因を確認する必要があります。最近は女子中学生や高校生に、長時間におよぶ吹奏楽の練習が原因と考えられる顎関節症が増えています。女子のあごの完成は思春期以降となるため、成長期にはあごに過剰な負担がかからないように十分注意する必要があります。

治療では、まず予想される原因に基づいて、歯ぎしりを減らす練習や生活習慣の改善、かみ合わせの調整などを行います。ただし、かみ合わせの調整は非可逆的治療（元に戻せない治療）なので、状態を見ながら慎重に進める必要があります。また発生した障害に対しては、筋肉の緊張や関節の痛みを抑える薬の投与、筋肉や関節を保護するマウスピースの装着、障害の改善を目的にした運動練習などを選択します。なお、症状の強いときには、固い物やガムをかむのを控えてもらいます。

しかし原因がさまざまであるように顎関節症の治療理論も多種多様で、医療機関や歯科医師によって治療方針や手順が異なるのが現状です。

特に広告規制のないインターネットや科学的根拠のあいまいなテレビ番組などでは、危機感を与えることで（時には高額な）治療の必要性を強調する場合もあるため、これらの情報を鵜呑《うの》みにするのは危険でしょう。

治療を受ける際は有効性や費用について十分な説明を受けるとともに、疑問が残る場合は別の医療機関に相談してみることも必要です。

顎関節症は心や神経の障害と関連するものを除けば、良性で比較的治りやすい疾患です。くせや生活習慣の指導で完治する場合もあるので、あごの症状でお悩みの方は、気軽にかかりつけの歯科の先生に相談されることをお勧めします。

日本歯科大学新潟病院あごの関節外来医長・准教授　永田和裕

コラム Swallow（燕）と嚥

年を取ってくると歯ばかりではなく、全身の反射機能の低下とともに、食べ物の飲み込みも困難になってきます。あわてて食事をしたり、多量の水などを一気に飲み込もうとすると、むせることがあります。食べ物を飲み込む際にむせる、飲み込みに支障が生じるなどの問題は、耳鼻咽喉科と歯科のどちらにも関係し、診療が行われています。歯科の診療では、飲み込みの指導や訓練を行ったりします。

ゴックンと食べ物を飲み込むことを日本語では「嚥下」と言いますが、英語ではスワロー（swallow）、またはスワロイング（swallowing）と言います。スワローという単語は、東京ヤクルトスワローズが燕軍団とも呼ばれるように、鳥のツバメという意味もあります。面白いことに、漢字にも「燕」に口偏がくっついて、飲み込むという意味を持つ「嚥」という字があります。遠く離れた西洋と東洋で生まれた英語と漢字なのに、「飲み込むこと」と「ツバメ」を意味する言葉が関係しているのでしょうか。不思議だと思いませんか？

これはあくまで推論なのですが、今からずっとずっと昔、言葉や文字が作られたころ、ツバメが餌を飲み込む様子を見た古代の人たちは「ツバメ」と「飲み込むこと」を結び付けたと考えられないでしょうか。

親ツバメが餌となる虫を捕まえ、巣に戻ってひなに餌を与える時、目いっぱい開けられたひなののどは赤く、よく目立ちます。この様子から、ツバメが飲み込むという動作のシンボルとされたのではないかと考えています。もしこの推論が当たっているならば、大昔の西洋と東洋の人々が同じ着想を得たということになり、とても興味深いことです。聞くところによると漢字の生まれた中国では、この漢字と英語の不思議な共通性は偶然が生んだ奇談と見なされています。ちなみに「燕は蚊を食べる」という文章は、中国語では「燕子嚥下蚊子」、英語では"Swallows swallow mosquitoes"となります。

ツバメは、農作物を食い荒らす害虫などを捕食するため、古くから益鳥として人々に親しまれてきました。また、青空をさっそうと飛び交うその姿から、列車や野球チームの愛称に「ツバメ」が用いられています。残念なことに、近年では都市部において巣の材料となる泥や雑草のある場所が少なくなり、エサとなる昆虫も減ったため、ツバメの数が減ったといわれています。もし、軒先に巣を作って、かわいらしいひなが生まれたならば、そっと見守って、餌をねだるひなの大きな口を観察してみてください。

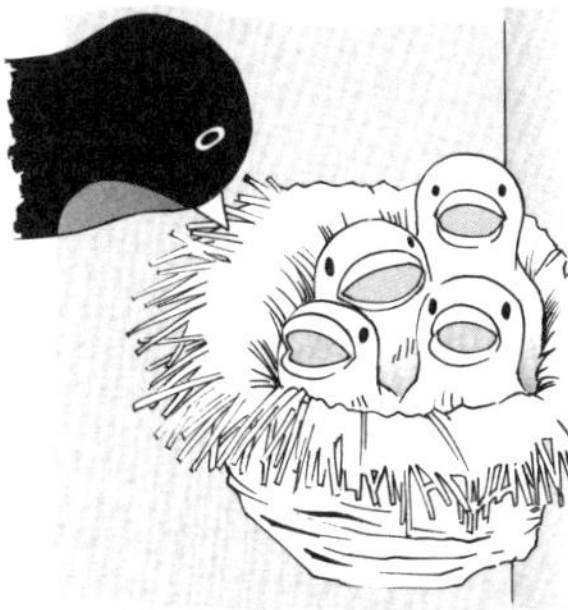

17

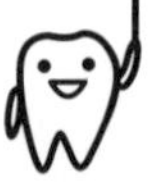

親知らず

◆不規則な並びには定期検診が必要

通称「親知らず」のいわれは諸説あり、「子が親の手から離れたころ」もしくは「親が亡くなったころ」に生えてくることから、その名前が付いたともいわれます。このいわれに表れているように、ほかの歯が生えそろった後に出てくるのが特徴です。

ところで自分の歯は何本あるか、ご存じですか？　標準では上下に十四本ずつ、計二十八本。人によっては、親知らずが上下左右の一番奥に一本ずつ加わり計三十二本となりますが、四本ともない人や、一本しかない人もいます。

親知らずは、正式には第三大臼歯《きゅうし》（智歯《ちし》）といいます。この歯のトラブルで来院する患者さんで最も多いのは、口腔《こうくう》清掃が行き届かずむし歯になった人です。萌出《ほうしゅつ》（歯が歯肉から口腔内に現れること）前に痛みを訴える人や、周囲の歯肉が腫《は》れる人もいます。痛みを訴える声も「ズキズキする」「体が温まると痛くなる」などさまざまです。

◆生えるのが遅くトラブル含み

親知らずは、出てくるのがほかの歯より遅いので、もともと生える場所が十分ではありません。このため、親知らずとして出てくる歯は小さく、根が曲がっていたり、横を向いて前の歯を押したりしてしまいます。

また現代人は、あごが小さい人が多いといわれます。これは例えるなら、七人掛けのいすに八人が座っているような状態です。歯列から押し出されてしまう歯が生じ、歯並びが悪くなることがあります。前の歯に当たって萌出できないこ

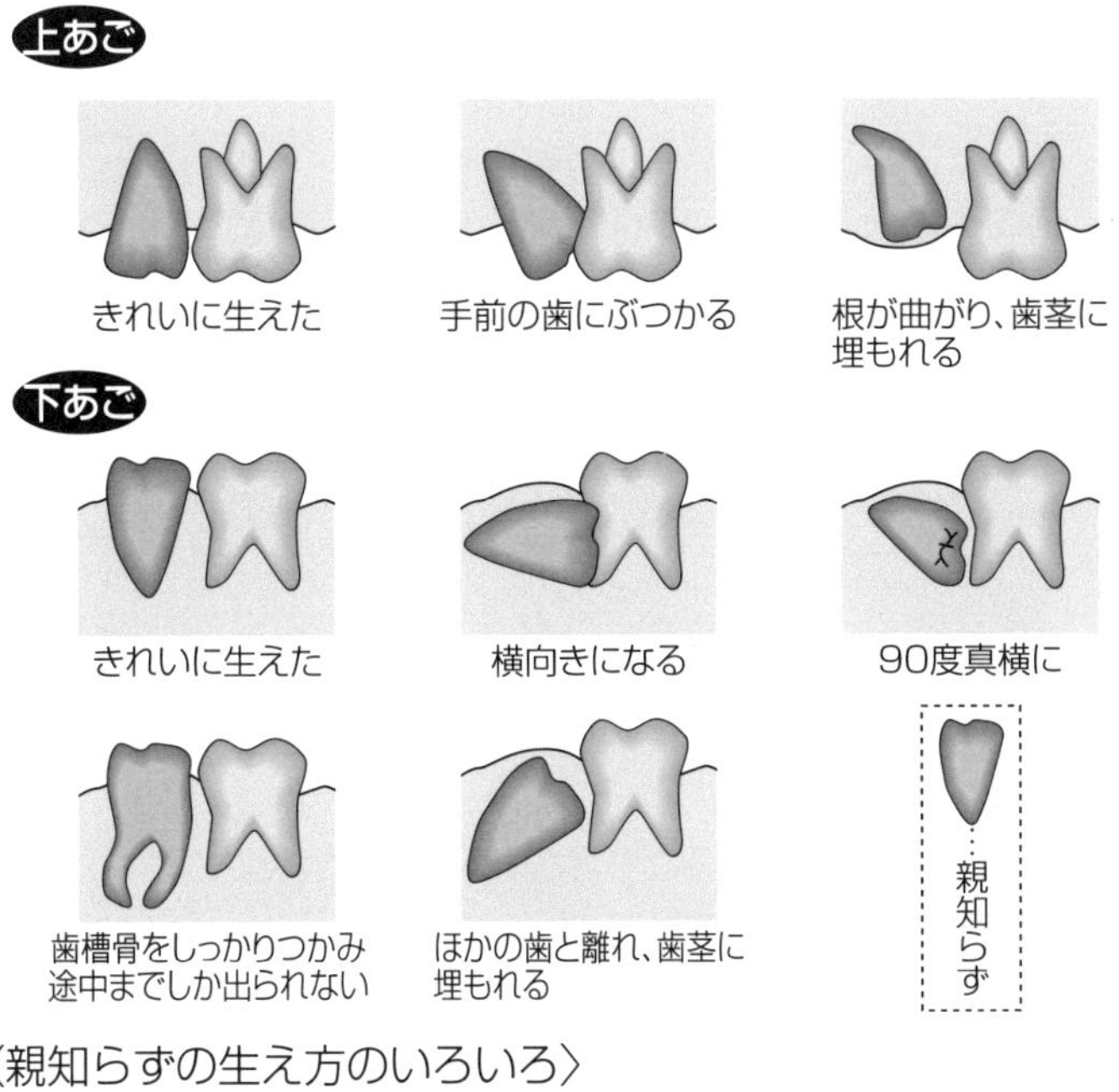

〈親知らずの生え方のいろいろ〉

ともあり、放置すると前の歯の根が押され、溶けてしまうこともあります。

親知らずは、奥に顔を出す上、不規則な生え方をすることもあって、普通の歯ブラシが入りにくく、磨ききれない場合もあります。この結果、歯や歯茎《はぐき》に汚れが残り、細菌がたまって、むし歯になりやすくなります。

特に季節の変わり目や、体に疲れがたまったときは注意が必要です。全身の抵抗力が落ちて細菌の活動が活発になり、痛みや腫れの症状が出やすくなります。

重症になると痛みで眠れなくなったり、食事が満足にできなくなる人もいます。さらに、もし膿《うみ》がたまって血管に入り込むと血液を介して全身を巡る危険性もありますし、内側に腫れれば気道が狭《せば》まり呼吸困難を引き起こす恐れもあります。口腔だけでなく、全身の問題に発展しかねません。

妊娠前期に起きる「つわり」では、歯磨きで気持ちが悪く

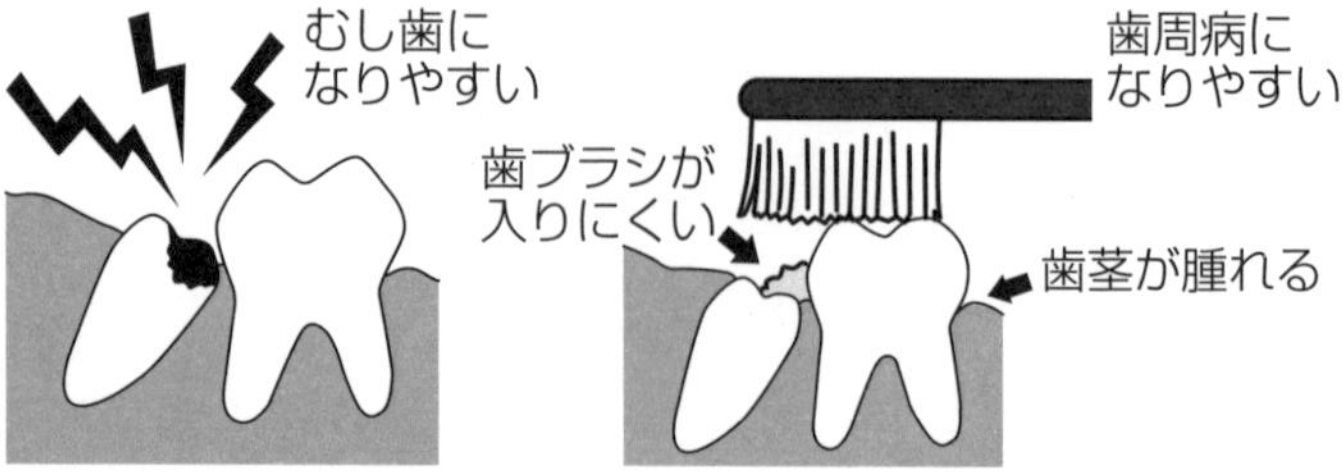

〈親知らずが痛む理由〉

17 親知らず

なることがあるため奥歯が不衛生になると同時に、食事が満足にできないために抵抗力が落ちるので注意が必要です。むし歯になった親知らずを抜歯するためにX線写真を撮影したり、症状によっては抗生物質や消炎鎮痛剤を服用することもあります。何かしら親知らずに症状が出たことがあるなど心当たりのある方は、お腹の赤ちゃんのためにも、妊娠する前に抜歯《ばっし》をしたほうがよいか検討することをお勧めします。

むし歯になった親知らずや、炎症を起こした周囲の組織を治療しようとしても、場所が奥まっているので器機が入りにくく、治療の精度を高くできないことがあります。このため、治してもトラブルを繰り返すケースがあります。日常生活に支障を来す痛みや腫れがあるときや、歯並びを崩す原因となっている場合などは、抜歯を勧めることが多くなります。

一方、あごの大きさが十分にあり、歯列に沿ってきれいに生え、上下の歯のかみ合わせもうまくいくようなら、親知らずにもかむ機能が期待できます。そのまま残して使うことができますが、異常を感じたら早めに受診してください。歯や歯肉を守るため、定期的なチェックは不可欠です。

新潟県歯科医師会広報広聴部　佐藤 隆

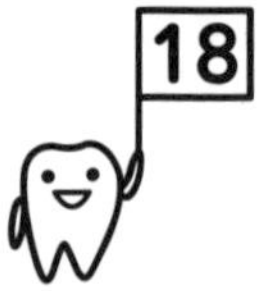

口内炎と知覚過敏

◆正しい磨き方が予防の要

口内のできものが痛くて食事がしにくい、むし歯ではないのに冷たいものを口にすると歯がしみる、といった経験がある方も多いと思います。お口の中のトラブルはむし歯だけではありません。口内炎と知覚過敏について紹介します。

口内炎とは、口の中の粘膜に発生する炎症です。種類はいろいろありますが、代表的なものは白っぽい円形に似た潰瘍《かいよう》ができる「アフタ性口内炎」です。唇《くちびる》やほおの内側をかんだり、鋭い形の食べ物や適合の悪い義歯、誤ったブラッシングなどで口の中を傷つけたりすると、その傷口から入る口の中にいるいろいろな細菌が原因となります。健康であれば発症しませんが、病気、鉄分やビタミンB群などの栄養不足、多くのストレスがかかっているときなど、身体の抵抗力が低下しているときに発生率が高いというデータもあります。

治療方法は適切なブラッシングやうがいで口の中を清潔に保つこと、ステロイドを含む薬を塗ることです。口内炎は二週間くらいで治りますが、なかなか治らない場合は「ベーチェット病」など、自己免疫疾患の場合があるので、早めに歯科医院を受診してください。

知覚過敏とは歯の神経が軽い炎症を起こし、通常では反応しない程度の刺激に対して強い反応を引き起こすことです。では、なぜ歯がしみるのでしょうか。歯の表面には硬いエナメル質という層があります。その下にある象牙質には、象牙細管という細い管が歯の神経（歯髄《しずい》）から歯の表面に向かって伸

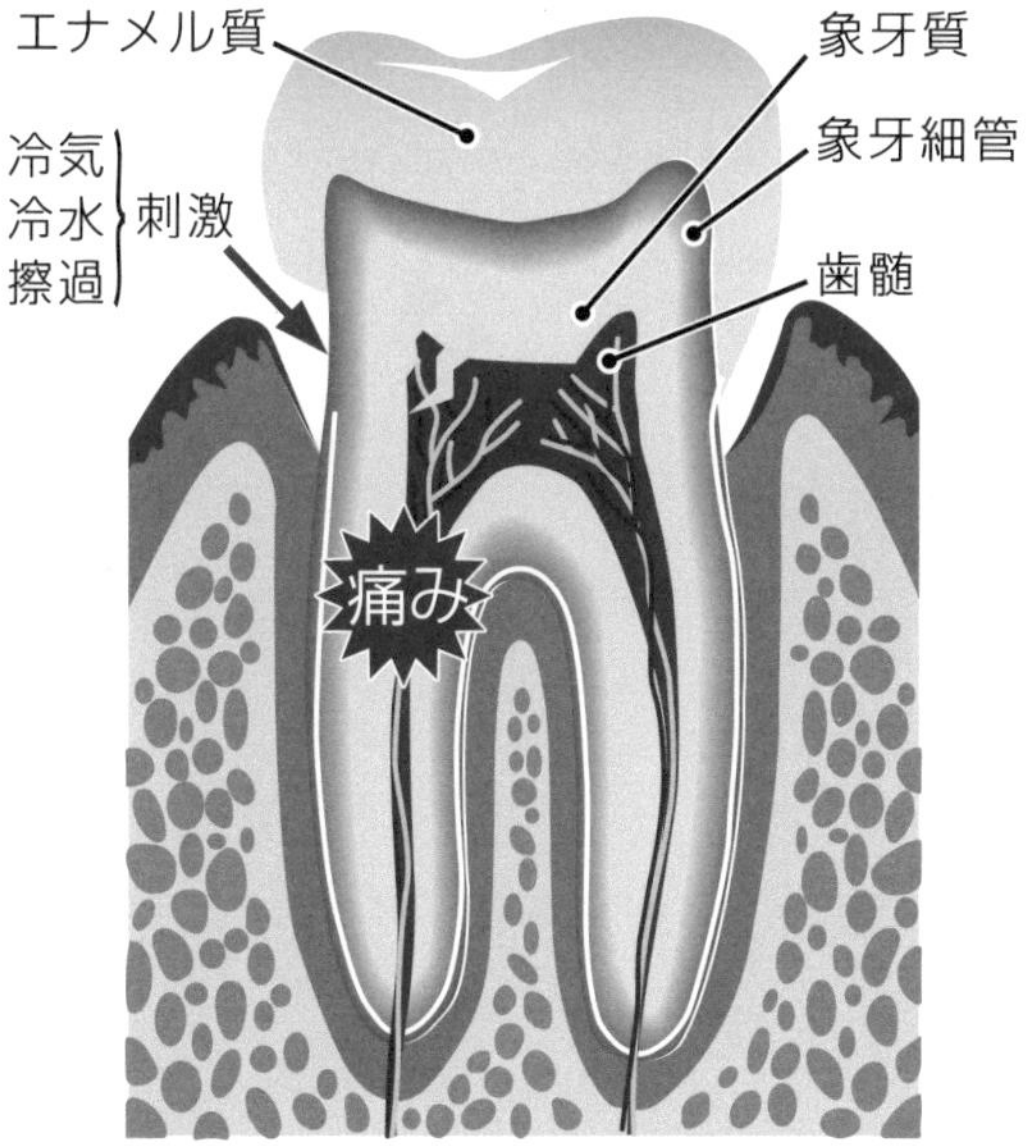

〈知覚過敏〉

びています（図参照）。

象牙質が露出すると、冷たい水や空気、ハブラシの毛先など、外からの刺激が象牙細管を通って神経に伝わり、痛みとして感じるのです。原因はさまざまですが、歯周病が進行した状態では、歯肉が退縮し、根元部分の象牙質がむき出しになるため、刺激が伝わりやすくなります。

かみ合わせの不具合、歯ぎしりなどによって歯に過度の力が加わると、歯の表面にヒビが入ったり、崩壊したりします。誤ったブラッシングによっても、歯の根元部分が露出、摩耗して知覚過敏に移行することがあります。

◆放っておくとむし歯を誘発

改善には外部からの刺激を絶ち、正しいブラッシングによるプラークコントロールをすることが必要ですので、かかりつけの歯科医院で指導を受けてください。

治療法としては、①刺激の伝わる象牙細管を収縮させる効果があり、歯の神経を鎮静させる薬剤を歯に塗布する、②露出した象牙質に詰め物をする、③かみ合わせをチェックし、正しいブラッシングを行う、といったことが挙げられます。口の中が清潔であれば、唾液《だえき》に含まれるカルシウムやリンなどの成分が歯の表面の傷ついた部分にくっついて歯を修復（再石灰化）し、症状が軽くなることがあります。

まれに症状がひどくなると、歯の神経を取らなければならないこともあります。症状がなくなるまで、ある程度の期間がかかり、治療の効果も個人差があります。そのため、一回の治療だけで治ることはまれで、繰り返し数回にわたって治療をすることで効果が表れてくることがあります。放っておくと「口の中が痛い」「歯がしみる」などの理由で歯みがきが不十分になり、むし歯や歯周病を進行させることにつながります。

お口の健康を維持し、向上させる正しいブラッシングや規則正しい生活は、口内炎や知覚過敏の予防にも有効です。

新潟県歯科医師会広報広聴部　桑原直久

19

金属アレルギー

◆歯科治療で発症する場合も

歯科医が日常行う一般的な治療行為において、「金属」は必要不可欠な存在です。しかし最近、治りの悪い皮膚や粘膜の疾患の原因として、歯科治療で使用される金属に対するアレルギーが重視され、皮膚科医や歯科医の間で取り上げられています。

アレルギーはⅠ型からⅣ型に分類されます。Ⅳ型アレルギーは遅延型アレルギーとも呼ばれ、「金属アレルギー」はこの中に入ります。金属アレルギーは反応が出現するまでの時間が二十四～四十八時間と長いのが特徴ですが、個人個人のアレルギーに対する「許容範囲」の大きさが違うため、その反応期間はさまざまです。したがって「何年反応が出なければ大丈夫」ということは言えません。

直接金属によってアレルギー反応が起きるのではなく、次のような作用によって症状が出ます。

通常金属は身体に対して無害なものですが、金属から溶け出た陽イオン（M^{n+}）が、直接触れている部分や唾液《だえき》を介して血液中に溶け込み、身体のほかの部位へ運ばれます。その陽イオンが体内でタンパク質と結合して、体が本来持っていないタイプのタンパク質に変化します。変化したタンパク質に対して免疫細胞が過剰に反応するとアレルギーが起こり、発症します。

◆皮膚炎や粘膜の疾患に

口腔《こうくう》内の症状としては口内炎、口角炎、舌炎、口腔扁平《へんぺい》苔癬《たいせん》、味覚異常、口腔内の異種金属間の摩擦や接触が原因による痛みや異常感、口腔粘膜や舌に灼熱《しゃくねつ》感や痛みを覚えるバーニングマウスシンドロームなどです。

全身の症状としては全身性接触皮膚炎、掌蹠膿疱症《しょうせきのうほうしょう》、扁平苔癬、じんましんなどが挙げられます。

金属アレルギーの検査法にはいろいろありますが、再現性が高く、簡便な方法としてパッチテストが一般的に用い

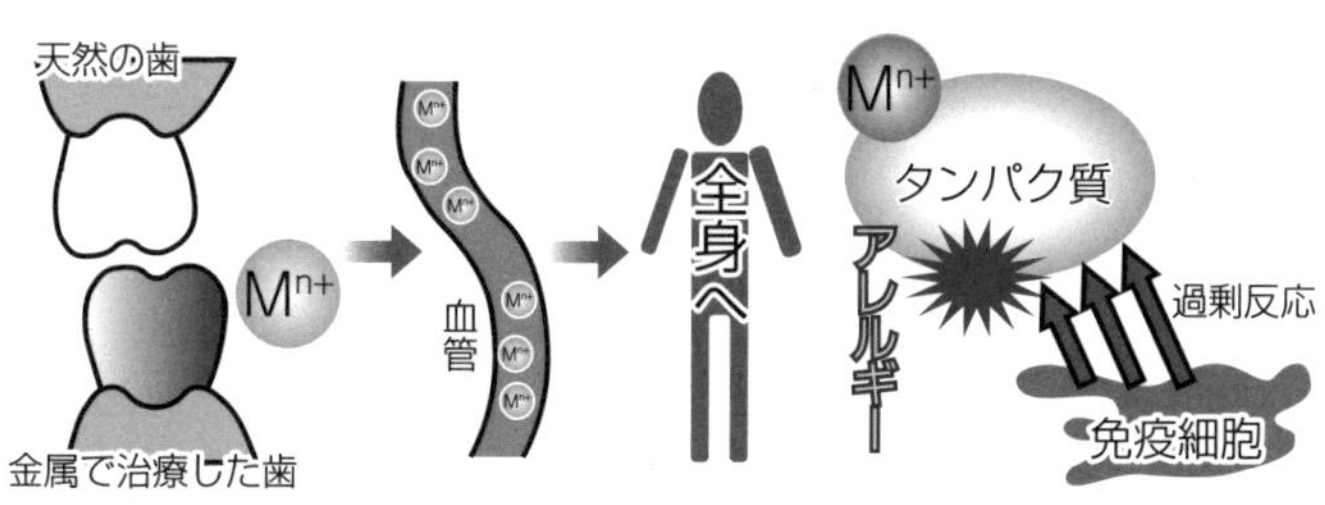

〈金属で治療した歯から起こる金属アレルギー〉

られます。

専用のばんそうこうに種類の異なる金属の試薬をしみこませ、背中の皮膚に張り付けます。判定は二日後、三日後、一週間後の三回、国際接触皮膚炎研究班の国際基準にしたがって皮膚科の専門医が行います。何も反応がなければ（－）、試薬部分が赤くなったりむくんだりしている状態を（＋）とし、反応の程度に応じて（＋＋）、（＋＋＋）と判定します。

パッチテストによってアレルギーがあると分かった場合、口

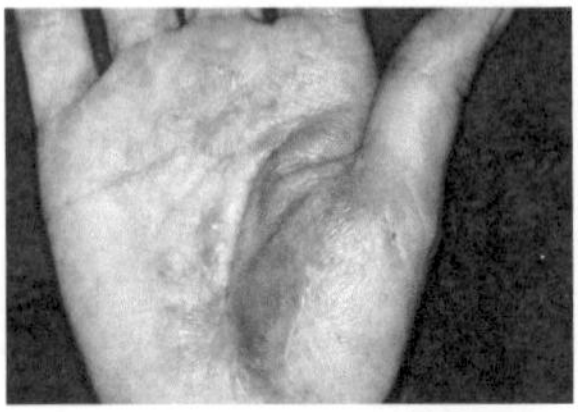

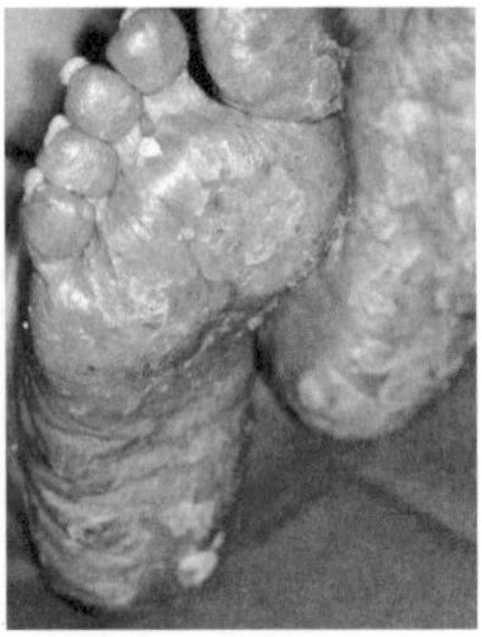

掌蹠膿疱症の手と足

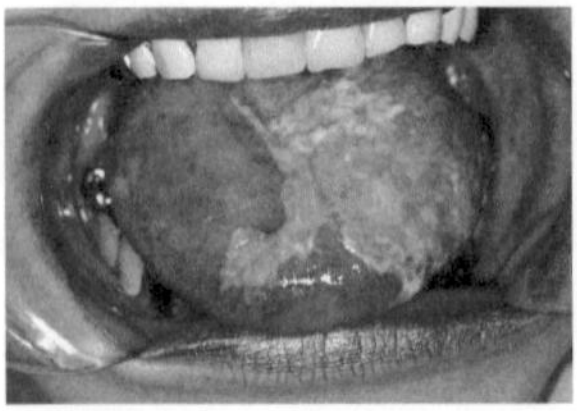

舌炎

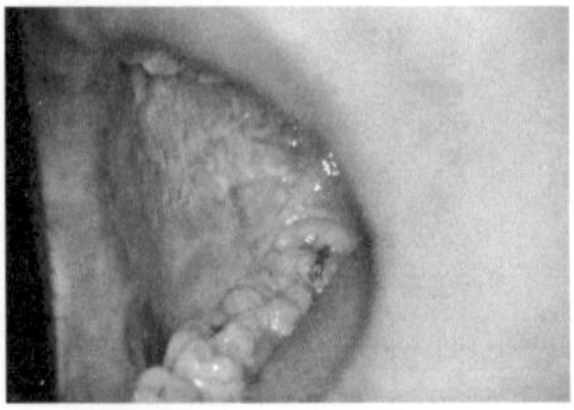

扁平苔癬

（松村光明氏提供）

腔内にどんな金属が使用されているかを調べます。サンドペーパーを用いて修復物の表面をこすり、微量の金属片を採取、X線マイクロアナライザ（EPMA）などで定性分析を行います。

金属アレルギーの治療の大原則は「アレルゲンの検索と完全除去」にあるので、それには原因となる金属を含む詰め物やかぶせ物をやり直す必要があります。原因金属成分を含まない歯科用合金や金属以外の材料（レジン、セラミック、ジルコニアなど）を選択します（これらの材料には一部に健康保険が適用されないものがあります）。

現在、健康保険の範囲内外を問わず、歯科治療に用いる金属は安全で、通常の場合心配は要りません。しかし長期間の皮膚・粘膜の疾患でお悩みの方は、原因が金属アレルギーの疑いも考えられるので、かかりつけの歯科医や大学病院などの専門外来に相談してみてください。

新潟県歯科医師会広報広聴部　渡辺和宏

20

女性ホルモンと口の健康

◆妊娠後に歯周病発症も

平均寿命は男性よりも女性の方が長いのですが、歯の平均寿命は女性の方が短くなっています。これは女性ホルモンの分泌の変化も一因と考えられています。

女性ホルモンには、女性らしい体を作る「エストロゲン」と出産に備えた体を作る「プロゲステロン」があります。女性には思春期、妊娠・出産、更年期など生涯にいくつかの節目があり、ホルモン分泌のリズムも年齢を重ねるごとに変わってきます。

思春期は、ホルモン分泌のバランスが崩れ、歯肉炎を発症しやすい状態になります。また情緒が不安定になる時期でもあり、口臭を過敏に感じたりもします（自臭症《じしゅうしょう》）。過食・拒食、不適切なダイエットといった食生活の乱れを起こしやすく、むし歯や歯肉炎にかかりやすくなります。特に間食、夜食、甘味食品の取り方には注意が必要です。

妊娠中や出産後は、ホルモンの分泌や免疫系統が変化します。日本では60～75パーセントの妊婦に妊娠時の歯肉炎がみられます。また歯のぐらつき、口腔《こうくう》乾燥も現れます。

妊娠中、安定期（五〜八カ月）は通常の歯科治療が可能ですが状態によっては制限があります。初期や後期、出産直後は応急処置にとどめることもあります。授乳中の服薬は医師との相談が必要です。妊娠中はつわりのため、また出産後は育児に忙しく、歯磨きがおろそかになり歯周病にかかりやすくなります。

重い歯周病の妊婦は、早産や低体重児出産の危険性が約七・五倍も高まります。妊娠を予定している人や妊娠中の人は、ぜひ歯科健診を受けてください。

◆分泌量減少で骨密度が低下

四十代半ばを過ぎると女性ホルモンが

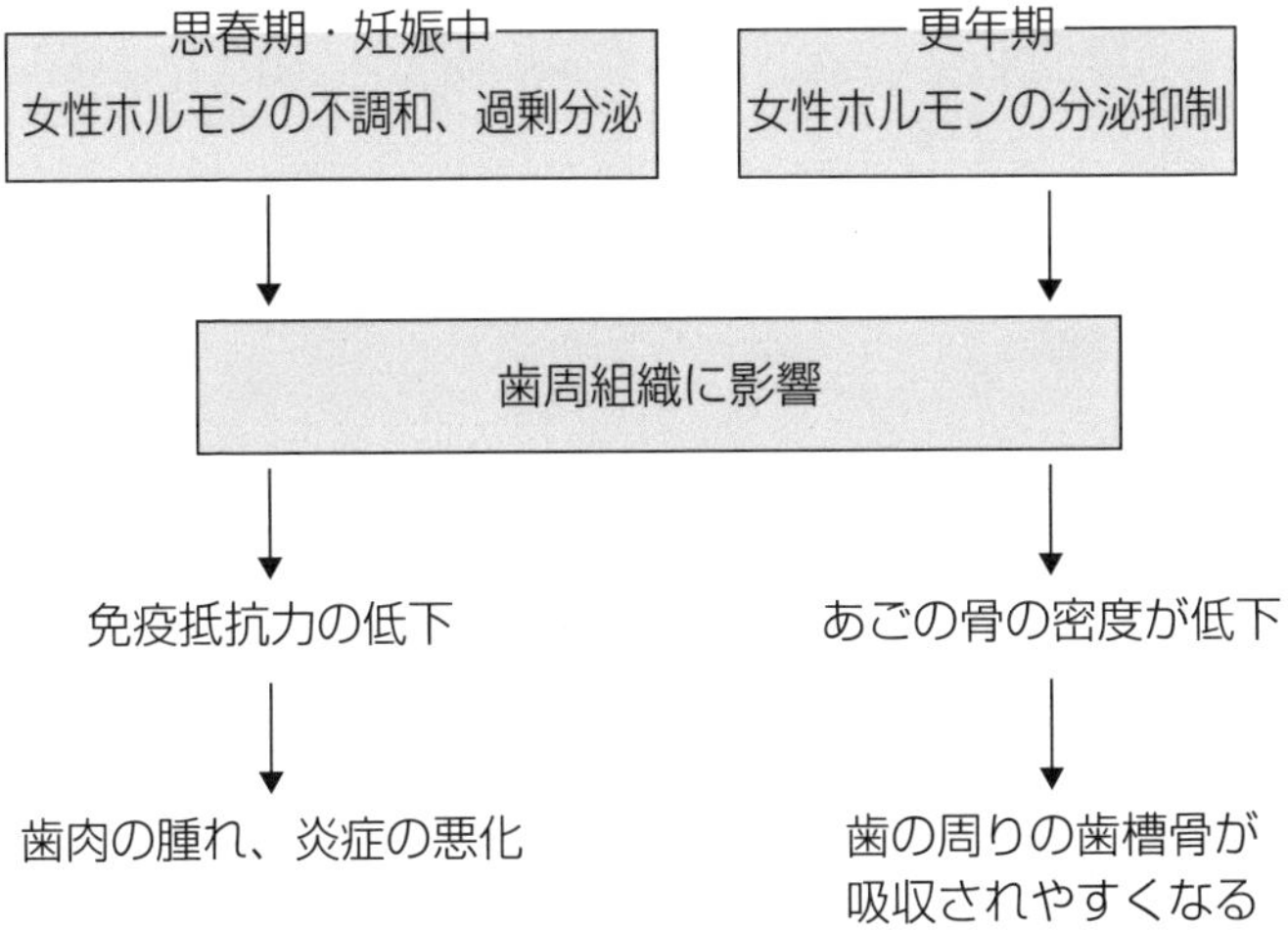

〈女性ホルモンの影響〉

減少し、更年期を迎えます。心身ともにストレスに過敏になる時期で、歯肉の痛みや灼熱感《しゃくねつかん》、舌痛《ぜっつう》、味覚異常、口腔乾燥などに悩む人も多くなります。

女性ホルモンの減少とかかわりが深い病気に骨粗しょう症があります。骨密度が低下して骨にスポンジのような穴が開き、骨折が起こりやすくなります。患者の七、八割が女性です。六十五歳以上の女性の約半数がかかっているといわれています。

米国歯周病学会の報告で、骨量の減少と歯の喪失に相関関係があること、骨粗しょう症の女性は歯周組織が委縮傾向にあり、歯を支える骨の密度も低下していることが指摘されました。歯周病は骨粗しょう症により、進行が早まると考えられます。

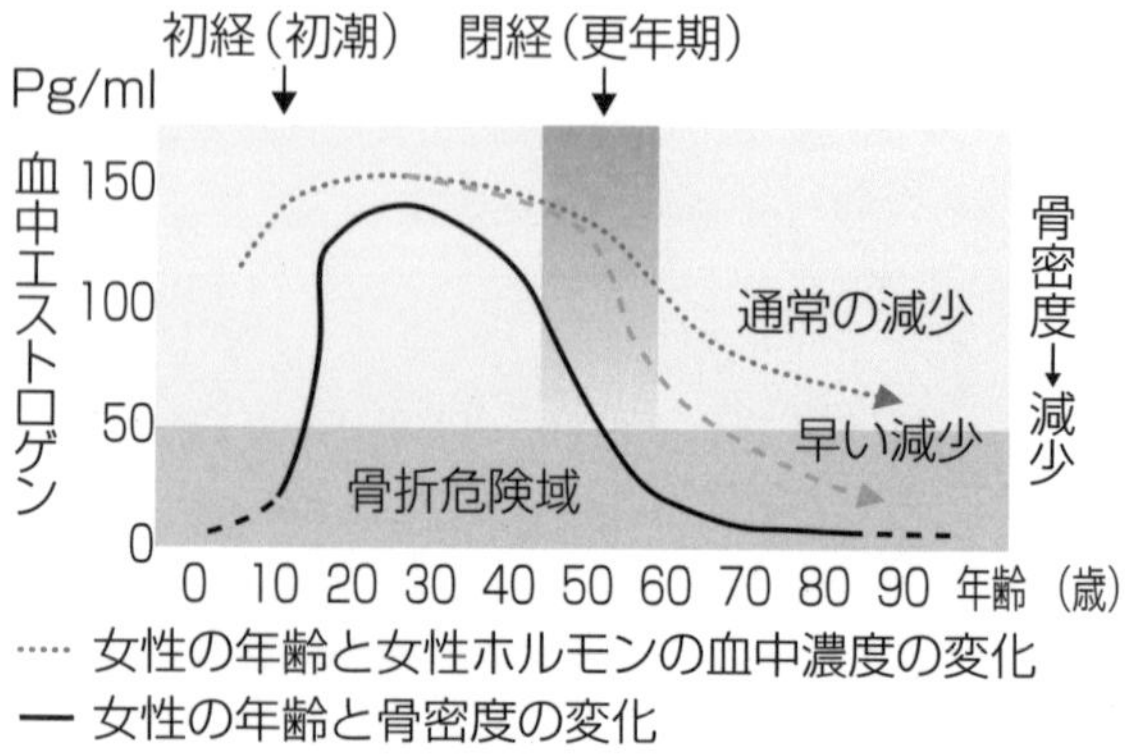

〈女性の年齢と骨量の変化〉

歯や骨の維持に必要な骨内のカルシウム量は、女性の場合、二十～三十代をピークに減少し、閉経後は急速に低下します。閉経後の長い人生も視野に入れて、あらためて日常生活のあり方を意識してみることをお勧めします。日ごろから意識してカルシウムとビタミンDを含む食品を取り、毎日三十分から一時間ほど日光に当たることを心掛け、適度な運動により骨を刺激するようにしましょう。整形外科での定期的な骨量のチェックも有効です。また喫煙は、歯周病や骨粗しょう症を悪化させる大きな要因です。

女性が女性らしくあるのは、女性ホルモンの働きのおかげです。生活習慣を整え、十分なブラッシングを心掛けるとともに定期的に歯科健診を受けましょう。ライフステージに合わせた適切なケアで、美しく健康的なお口を保ちたいものです。

新潟県歯科医師会広報広聴部　常木哲哉

コラム　歯ブラシは偉大な発明？

世紀の大発明といったらみなさんは何を思い浮かべられるでしょうか？　発明王・エジソンが発明した電灯、蓄音機など、さまざまな〝発明〟が私たちの身の回りにはたくさんあり、便利で豊かな生活を支えてくれています。

米国のマサチューセッツ工科大学は、多数のノーベル賞受賞者を輩出していることで知られる名門大学です。ＣＮＮが報じたニュースによると、ＭＩＴの研究チームが、米国人の成人千人と十代四百人を対象に「これなしでは生活できない発明品はなにか」というアンケートを行ったとのことです。アンケートは、研究チームによって提示された五品目の中から選択するというもので、結果は堂々の第一位が歯ブラシ、以下第二位・車、第三位・パソコン、第四位・携帯電話、第五位・電子レンジとなりました。

全米歯科協会のリチャード・プライスさんは、このアンケート調査の結果に対して「（歯ブラシが第一位に選ばれたのは）当然の結果だ。歯は身体の一部であり、毎日使うもの。車やパソコンなら取り替えがきくが、歯はそうはいかない」とコメントしています。

歯ブラシが第一位に選ばれたのは、米国のお国柄も大きく影響していると思われます。米国では、お口の健康はステータス（社会的地位）を示す指標の一つとされ、歯並びのよさも身だしなみの一部と考えられているからです。また、きれいな歯を維持するためにきちんと歯の手入れを行い、半年に一度は歯科医院で定期健診を受けることも一般的になっています。これには米国の歯科治療費が高額なこと、外見を特に重視する風潮、健康志向などが背景にあると考えられます。日本で同じようなアンケート調査を行ったら、おそらく違った結果になることでしょう。

全米歯科協会によると、歯ブラシの発明は一四九八年（日本では室町時代）に中国の皇帝がブタの剛毛を骨に植えて作ったのが初めとされています。普段、何気なく使っている歯ブラシも、どこかで誰かが〝発明〟したものなんですね。現在ではさまざまな種類の歯ブラシが開発され、ドラッグストアやスーパーの歯ブラシの棚には色とりどりの多種多様な歯ブラシが並び、電動歯ブラシもかなり普及してきています。

しかし、どんなに便利になっても、たとえ夢の全自動歯みがき器が発明されたとしても、食事の後に欠かさず歯みがきをしなければ、歯の健康を保てないことに変わりはないでしょう。

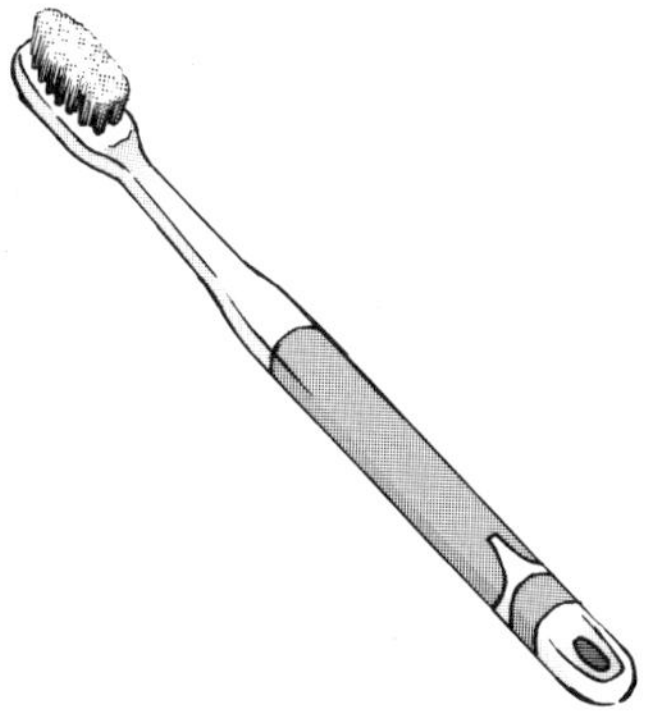

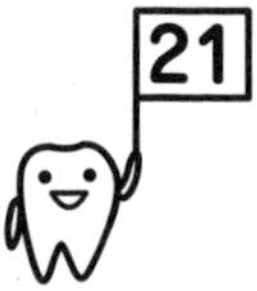

ホワイトニング

◆削らずに美しさを再現

真っ白な歯に、健康で清潔な印象を覚える人も多いでしょう。最近は、歯を漂白する「ホワイトニング」への関心が高まっています。

歯は本来真っ白ではなく、わずかに黄色がかっています。気になる変色の原因は①不十分な口腔《こうくう》衛生管理に起因する着色、②コーヒーやたばこなど着色性の高い嗜好品《しこうひん》、③歯が作られる過程でのエナメル質や象牙質《ぞうげしつ》の形成不全、④加齢や金属修復物、外傷―などがあります。

以前は、神経が通った「変色生活歯」の場合、審美性を回復するには歯質を削除し「レジン」や「ポーセレン」と呼ばれる人工物で覆ったりする治療が一般的でした。しかし歯質を削除し、処置された歯が一生涯、健全に維持されることは難しく、何らかのトラブルが発生することも多くありました。一方、ホワイトニングは健康な歯を削らずに色調の改善を図ることができます。健康な歯はそのままに、歯の色調に不満を持つ患者さんの要望に応えられるようになりました。

◆治療法は二つ、効果に個人差

現在行われているホワイトニング治療には、歯科医院で行うオフィスホワイトニングと、家庭で専用のトレー（マウスピース）を用いて行うホームホワイトニングがあります。二つを併用することもあります。

オフィスホワイトニングは、歯科医院で歯に薬剤を塗り、レーザーや光を当てることで、歯を白くする方法です。比較的濃度の高い30～35パーセントの過酸化水素を含む薬剤を使用します。

歯の清掃が行き届いた状態で行うことができ、一～数回の来院で効果を得ることができます。白さの度合いをコントロールできるのも特徴です。

治療では、短時間に高濃度の薬剤を用いるので効果が現れるのも早いのですが、歯の表面の変化が大きく、後戻りが速いともいわれ、透明感が失われることもあります。

ホームホワイトニングは、歯科医師の治療計画に従い、患者さん自身が薬剤を塗る方法です。10～20パーセント程度の過酸化尿素を含む薬剤を用いることが多いです。

薬剤の刺激が少なく、後戻りも比較的緩《ゆる》やかです。長期間使うので、白くなりにくい歯も漂白できる可能性があります。

しかし、効果が現れるまでに時間がかかり(一週間〜一カ月程度)、続けるには根気が必要です。白さの度合いの調節や、歯の清掃状態の善しあし、薬剤を誤使用していないかどうかの判断も難しいところです。

いずれの方法も、効果は一人一人の状態によって異なり、限界もあります。希望の方法が適さないこともあります。大きなむし歯や重度の歯周病があれば、その治療が優先されますし、妊娠・授乳期は避けた方が良いです。また、30〜50パーセントの患者さんに知覚過敏が現れる可能性があります。保険適用外治療となるため費用も多少、高

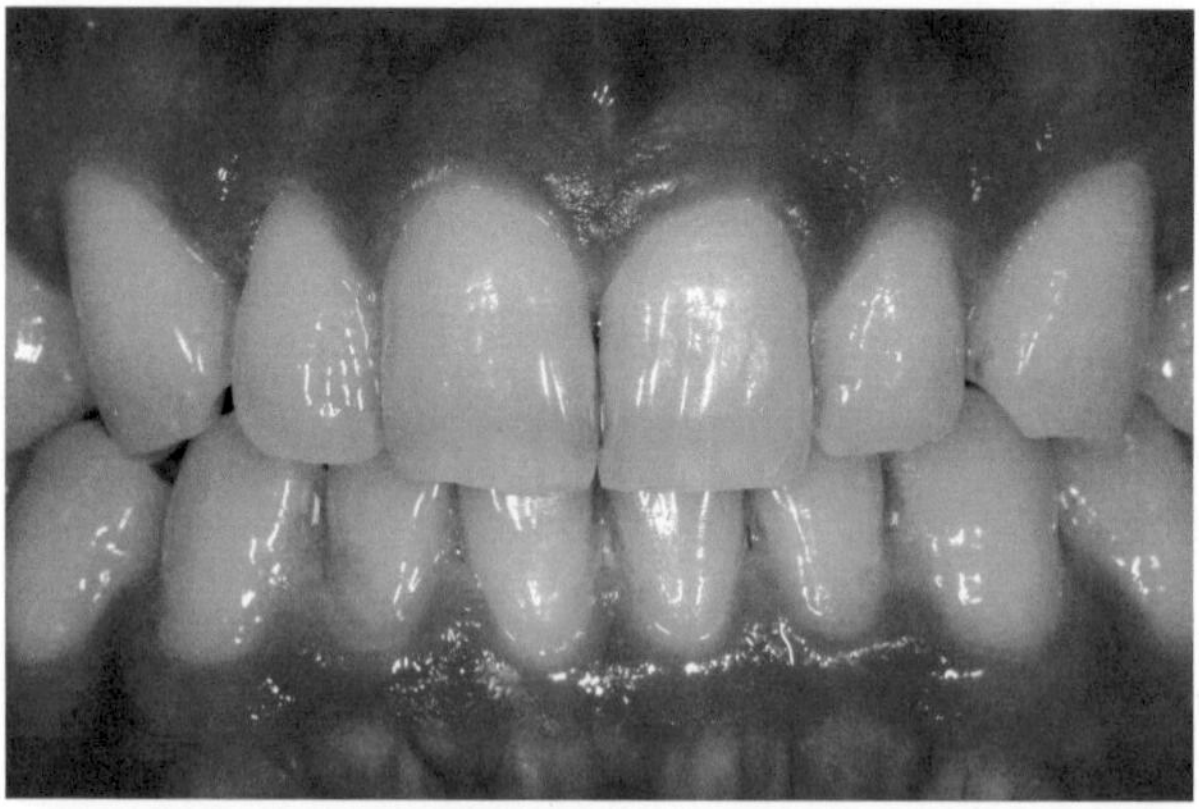

〈ホワイトニングの施術前〉

額になります。

しかし、それらの問題が解決され、希望の白さを得られたなら、さらに自信を持って人と接することができるでしょう。そして今以上に、口の健康に対する意識が高まるのではないでしょうか。悩みがある人はぜひ、かかりつけの歯科医師に相談してください。

新潟県歯科医師会学術部　山崎太亮

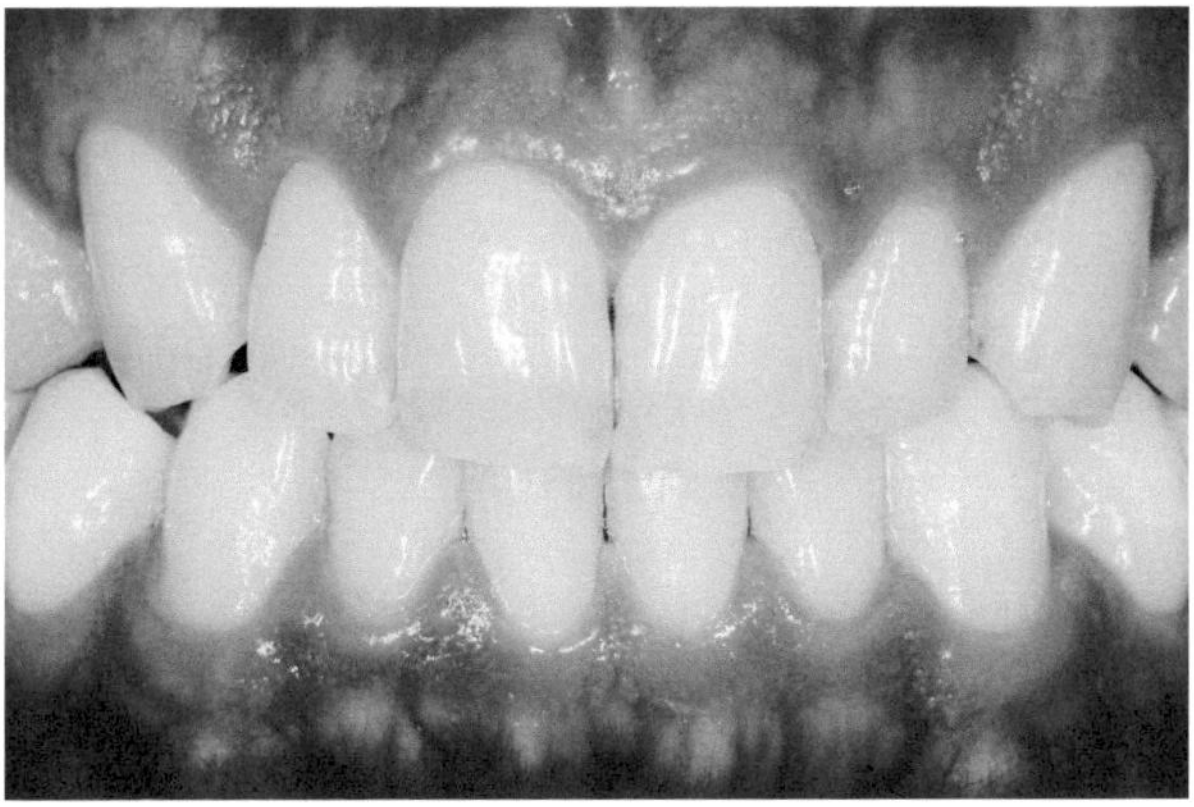

〈施術後（下の歯のみ）〉

22

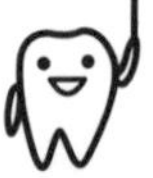

最新の歯科医療

◆失われた歯周組織の再生を目指す

最近、再生医療に関する報道やニュースをよく耳にします。体の一部または機能を病気や事故で失われた方々にとっては、夢のような新技術であると思われます。歯科治療の分野においても、これまでに多くの再生医療の基礎的な研究がなされ、現在ではその技術の一部が実際の治療に応用されてきています。

特に歯周病の治療においては、歯周組織を再生させる試みが広く行なわれています。歯を取り巻く歯周組織は、歯茎（歯肉）と歯を支えている骨（歯槽骨）から構成され、これらの歯周組織と歯は、歯根膜という組織を介して強固な線維によって結合しています。

歯周病では、病気の進行にともなってこの線維が壊され、歯槽骨も徐々に吸収されてしまいます。歯周組織の再生治療は、破壊された強固な結合や歯を支える骨を再生させようとする試みがなされてきました。

組織の再生には、細胞（組織を再生させることのできる細胞）、増殖因子（細胞の増殖のきっかけとなる因子)、足場(失われた空間に細胞が行き渡るためのネット)の三つの要素が必要です。さらにこの要素に加え、適切な環境と時間が加わることで組織の再生が成立すると考えられています。

◆進歩を続ける治療法

歯周組織の再生治療の第一世代では、足場としての骨移植材(自分または人工に加工された材料)の応用や、歯周組織の再生に深い関わりのある細胞が働ける環境・スペースを確保するGTR法(特殊な細胞遮断膜を応用する方法)が広く行なわれてきました。

近年では、再生治療の第二世代として、積極的に細胞の増殖を促す因子を利用した方法、さらに細胞の増殖を促す因子が複数存在するような状態にある材料(多血漿板血漿＝血液中の血小板に含まれる因子)を

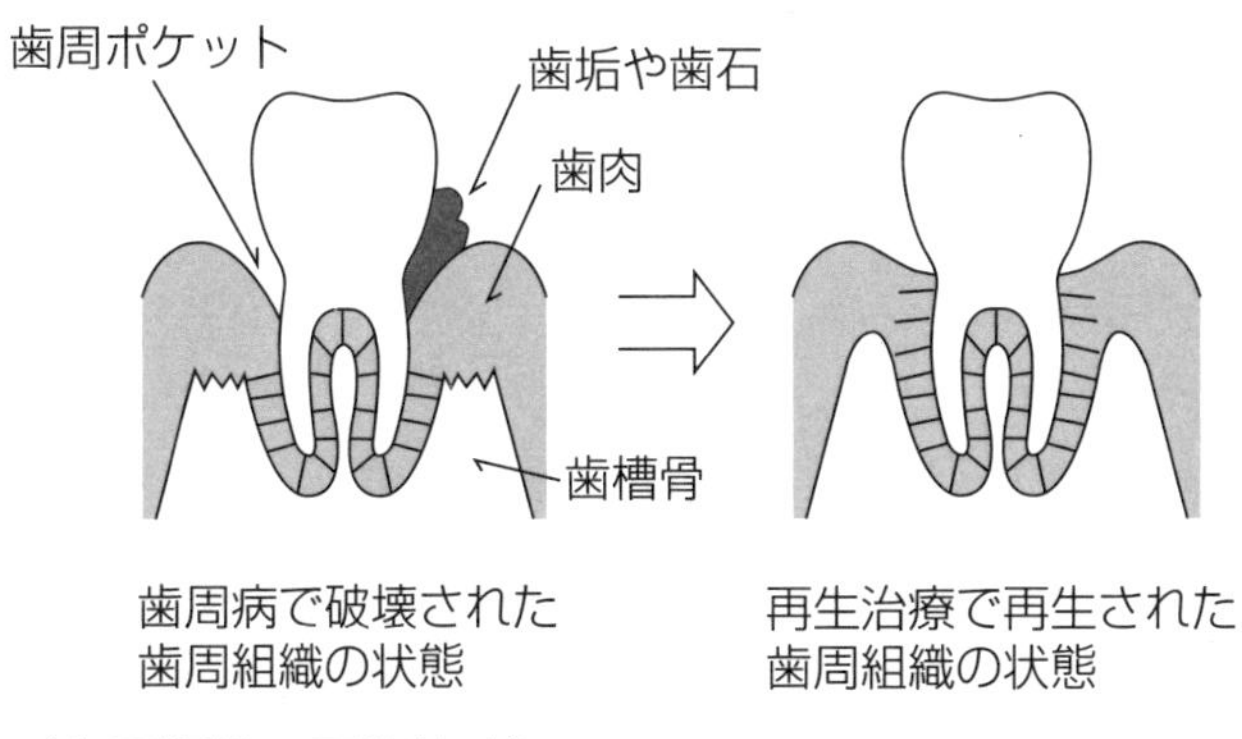

歯周病で破壊された
歯周組織の状態
再生治療で再生された
歯周組織の状態

〈歯周組織の再生治療〉

利用する方法や、動物の歯胚（歯ができる途中の状態）から抽出したエナメル基質由来タンパク（歯を作るのに必要なタンパク質）であるエムドゲイン（商品名）を使う治療法へと変化してきました。

歯の発生、特に歯根（歯の下の部分）の形成では、根の大部分を占める象牙質と呼ばれる組織に加えて、歯根の表層にセメント質と呼ばれる硬い組織が形成され、このセメント質の中に線維が埋入されて周囲の組織と強固な線維の結びつきができることが知られています。最新の歯科医療では、この歯の発生過程に関わるタンパク質を応用することで歯周組織の再生を行います。

現在、歯科における再生治療は、第三世代に向けた取り組みがなされています。第三世代の取り組みでは、再生に関わる細胞をあらかじめ体の外で増やし、さらに保存しながら歯周組織の再生などに応用するという技術が用いられています。このような治療法は、すでに国内や海外の施設において臨床に応用されています。これまでの報告では、一定の治療効果が認められていて、治療の方法も比較的容易で再生治療の一つとして、今後の長期的な評価が期待されます。

それでは、今後、歯科における再生治療の第四世代はどのようなものになるのでしょうか？　ここ数年来、新聞などで「歯をつくる再生研究」に関する情報を目にします。近い将来、「歯」そのものの再生が可能となり、失われた組織を根本から再生させる技術が臨床に応用されることも夢ではないと思われます。現在のように代用品を用いるような「再生治療」ではなく、本物の歯を再生できたらどんなにか素晴らしいことでしょう。歯を失われた方や噛むことなどの機能を失われた方々に、再び自分の歯を取り戻すお手伝いができればと考えています。

夢のある研究から、素晴らしい技術を生みだし、私たちの研究機関から世界に向けて発信できるよう努力していきたいものです。

日本歯科大学新潟生命歯学部教授　佐藤　聡

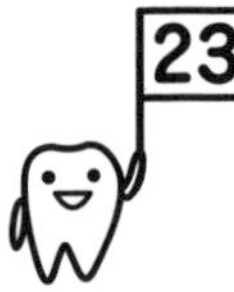

インプラント治療（1）

◆固定されてかみやすく

今、脚光を浴びている歯科治療技術の一つに、インプラント（人工歯根《しこん》）治療があります。その仕組みや、従来の治療法との比較を中心に紹介します。

インプラント治療は、歯のない部分を補うための治療です。同じ目的の治療では、義歯（取り外す入れ歯）やブリッジという方法があります。

義歯の場合、残っている歯をそのまま使えますし、すぐに装着できるのも長所です。しかし、異物感やかみにくさを覚えることがあります。人によっては発音しにくくなったり、見た目が気になって対人関係が億劫《おっくう》になるケースもあります。

ブリッジは、歯のない部分の両隣の歯に人工の歯を固定します。動かずかみやすいのが長所ですが、健康な両隣の歯まで削る必要があります。失った歯の数が多ければ、土台となる歯への負担が大きく、この治療が適さないこともあります。

一方、インプラント治療ではまず、歯のなくなったあごの骨に、人工的に作った歯根

23 インプラント治療（1）

形態を埋め込みます。この上に土台を付け、人工の歯をかぶせます。健康な歯を削らなくても済みますし、固定されるのでかみやすさもあります。

インプラント治療の歴史は古く、これまでにさまざまな素材の開発や、形態の研究がなされてきました。素材によっては、骨との結合がうまくいかなかったり、形態が大きいため手術で歯肉を切開する範囲も広くなったりと、患者さんの負担の大きさが難点でした。

試行錯誤を重ねてきた結果、現在では、歯根の形をしたネジ式の純チタン（チタン合金）製インプラントを使った治療が確立しています。チタンは腐《ふ》

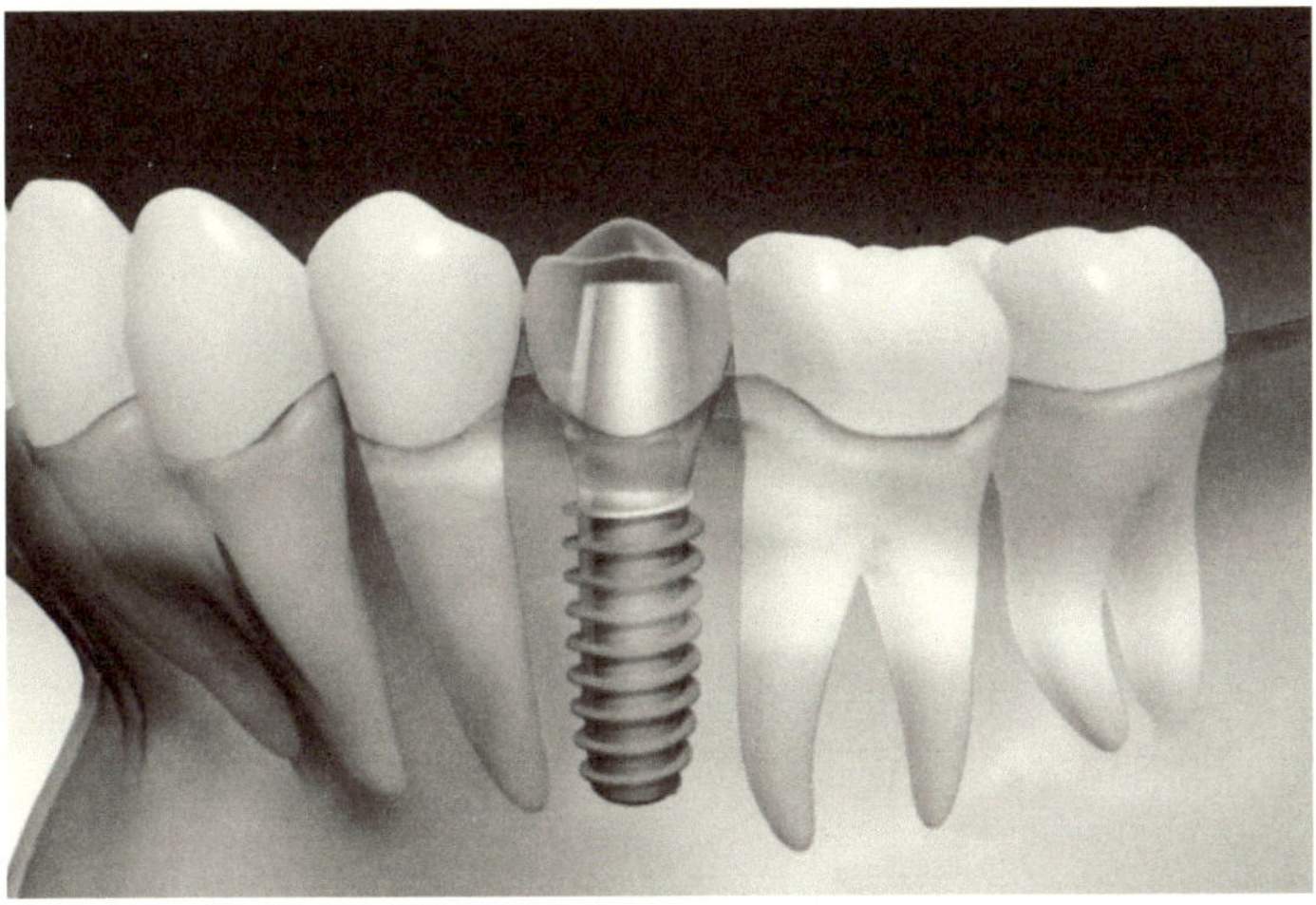

（インプラントネット提供）

〈インプラントの仕組み〉人工歯根を埋め込み、人工歯をかぶせる

蝕《しょく》しにくい上、生体になじみやすく軽くて丈夫な素材です。太さや長さも豊富で、患者さんに合わせたものが選べるようになりました。以前は歯が一本だけ抜けた場合、インプラントでの治療は難しかったのですが、こうした改良によって可能となりました。

手術は、インプラントと同じ形のドリルで顎骨《がくこつ》に穴を作り、埋め込む方法が一般的です。この結果、顎骨との結合力が高まり、術後の痛みが緩和されました。治癒までの期間も以前に比べ、短くなっています。抜歯と同時にインプラントを埋める方法も研究されており、症例によっては手術当日からの食事が可能になるケースもあります。

コンピューター断層撮影（CT）画像から骨の形の模型を作成し、事前にインプラントの大きさや入れる場所をシミュレートすることも行われています。またCTを用いることで手術時、神経損傷などを回避し安全性を高めること

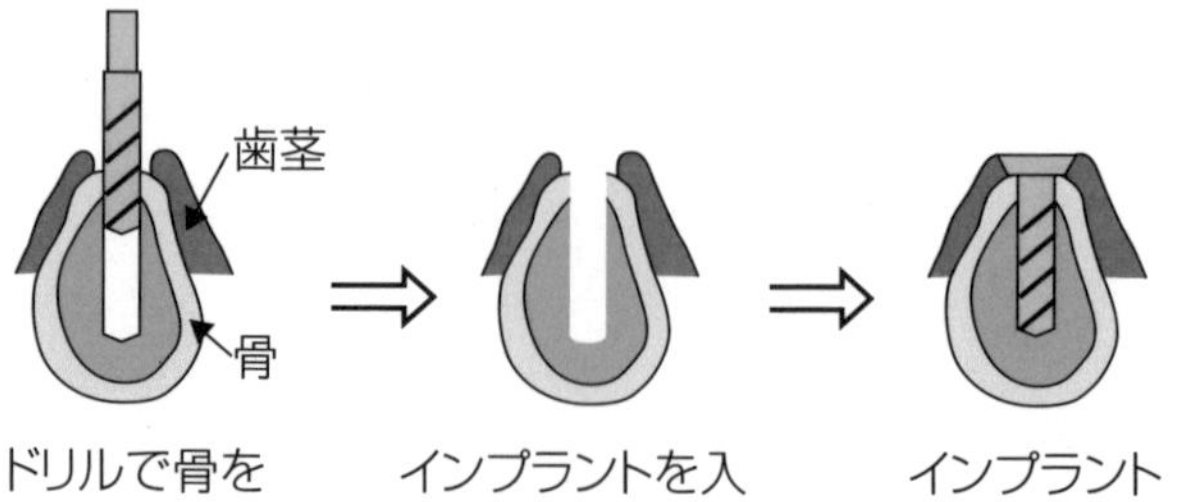
ドリルで骨を削る
インプラントを入れるあなができる
インプラントを埋め込む

〈インプラントの手術〉

も可能です。

◆保険は給付外、多額の費用も

メリットが注目されるインプラントですが、万能ではありません。手術が必要ですし、保険診療給付外なので、治療にはかなりの費用がかかります。全身の状態が悪かったり、顎骨がかむ力に耐えられないくらいやせ細っていたりすると、この治療ができないこともあります。治療後も定期検診が欠かせませんし、アフターケアにもさまざまな条件があります。まずは、かかりつけの歯科医院にご相談ください。

新潟県歯科医師会学術部　山川尚人

24 インプラント治療（2）

◆さまざまな状態の口腔内に対応可能

インプラント治療は、失った歯に代わってチタン性の人工歯根《しこん》をあごの骨に埋め込み、機能させる方法です。

この治療のメリットは、隣の健康な歯を削らずに固定された人工歯を付けられることです。歯が抜けた状態を放置すると、隣の歯が傾いたり、抜けた歯とかみ合っていた歯が伸びて抜けたすき間に入り込んでしまったりして、全体のかみ合わせに不都合を起こしかねません。インプラント治療によってすき間を補えば、このような事態を避けることができますし、取り外す入れ歯（義歯）の安定にも利用できます。

それでは実際の事例から、インプラントの使われ方を見ていきます。

▼写真（1）上段　第二小臼歯《きゅうし》が失われてしまった患者さんです。両隣の歯は健康な状態を保っています。従来はこのような場合、両隣の歯を大きく削り、つなぎ合わせる

ブリッジを用いて失われた部分を補ってきました。

しかし、歯を削れば一番硬いエナメル質をなくしてしまい、むし歯になりやすい状況を作ってしまいます。インプラント治療で両隣の歯を傷つけることなく、かみ合わせの機能を回復させ、天然歯に近い状態（審美性）を得ることができました。

▼写真（1）下段　事故で前歯二本を失ってしまった患者さんです。年齢も若く、できるだけ天然歯に近い状態とするため、インプラント治療を応用しました。個々の歯は、歯根膜という根の周囲を取りまく組織で骨とつながっており、微妙に動くようになっています。このため、できるだけ生理的な個々の動きを妨げないこと、審美性の回復を目標に治療しました。

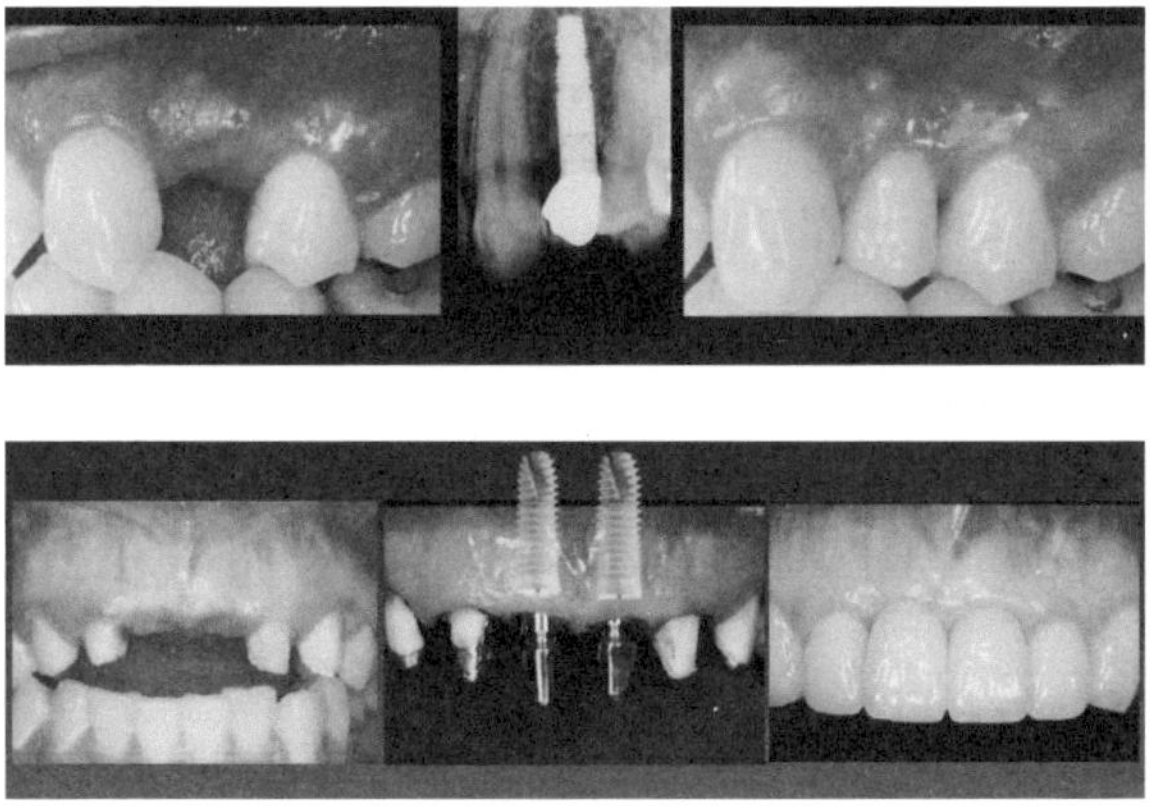

写真（1）

▼写真（2）上段　臼歯部（奥歯）が失われ、従来であれば取り外す義歯を用いなければ歯を補えなかった患者さんのケースです。両側の大臼歯部にインプラントを埋入（あごの骨に埋め込むこと）し、義歯ではなく固定された歯でかみ合わせの機能を回復できました。臼歯のかみ合わせを正しくすることは、前方歯の負担を少なくする効果も期待できます。

▼写真（2）下段　歯がすべて失われた患者さんです。通常は総入れ歯で対処するのですが、入れ歯の安定性を向上させ、咀嚼《そしゃく》機能（かみ砕く能力）の回復を図るため、取り外しの義歯の下にインプラントを埋入しました。

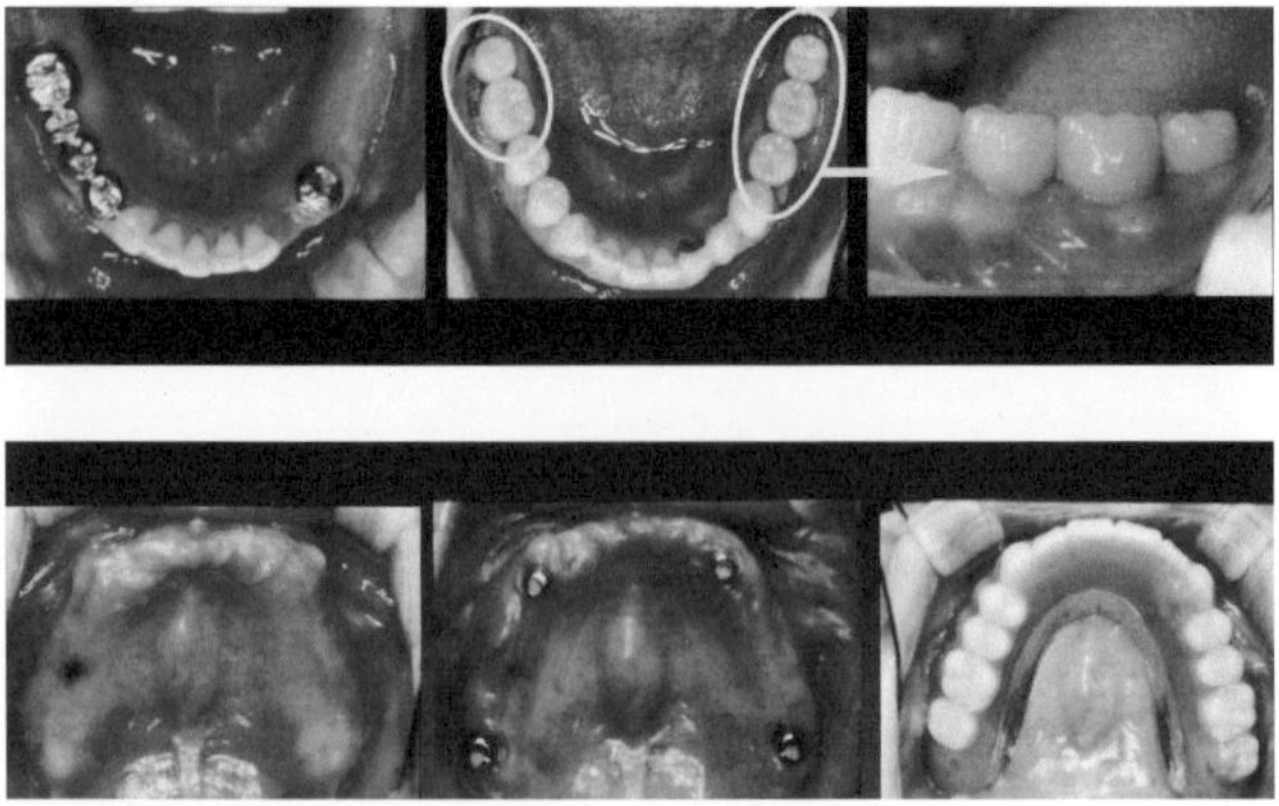

写真（2）

多くの歯を失った場合、取り外しの入れ歯は不安定になりがちです。不安定な入れ歯は、あごの骨の吸収や、委縮を招くこともあります。入れ歯を安定させるためにも、インプラントの活用は有効な手段です。

◆治療後検診で快適さを維持

インプラント治療に際しては、患者さんの全身状態やあごの骨の幅や高さなど、個別の診査が欠かせません。診査方法は、従来行われているX線写真での計測、模型分析などに加え、CT（コンピュータートモグラフ）を用いた三次元的な診査分析も一般的になりつつあります。これらの結果を基に、治療が適しているかどうかを診断することによって、より確実で安全なインプラント治療が提供できるようになりました。

治療後も定期的な検診が必要です。時間の経過とともに、かみ合わせが変わってくることもあります。長い期間にわたって良い状態を維持するには、かみ合わせのチェックや口腔《こうくう》衛生管理が大切です。必要に応じて微修正し、専門的な清掃を受けるようにしましょう。

新潟県歯科医師会学術部　倉嶋敏明

コラム 歯とダイヤモンド、どっちが硬化？ 効果？ 高価？

治療で歯を削る際の『キィーン、キィーン』というあの音。あの音を聞いただけでドキドキ、思わず全身に力が入って汗が噴き出し、治療が終わるころには身も心もぐったり。そんな経験ありませんか？

人の体で一番硬い所はどこだと思いますか？　骨と答える人が多いのですが、正解は歯です。歯は外側からエナメル質、象牙質、歯髄の三層からなり、その中でも表層にあるエナメル質がとても硬いのです。硬さの指標「モース硬度」で見ると、最も硬度が高いダイヤモンドが10、エナメル質と水晶が7、骨と象牙質が5、鉄は4.5です。つまり、エナメル質は骨や鉄よりも硬いのですから、エナメル質で覆われた歯が最も硬いというのも納得いただけるでしょうか。ちなみに歯を削る治療器具の刃はダイヤモンドでできています。

では、なぜ歯が硬くできているのかというと、食べ物をかみちぎり、砕き、すり潰すためです。動物にとって歯は、獲物を捕る道具であり、敵と戦う武器でもあり、まさに命綱です。

「歯を食いしばって頑張る」と言うように、力を出すときには奥歯を食いしばります。人間のかむ力は体重と同じぐらいといわれ、野球のバッターやプロゴルファーは瞬発的に力を出すために強く歯をくいしばり、エナメル質がすり減ってしまうほどです。

歯は、表面のエナメル質が最も硬く、内側にいくほど軟らかくなります。そのため、初期のむし歯は比較的ゆっくりと進行しますが、徐々に悪化の速度が上がり、気がつくと大きな穴が…となってしまいます。むし歯とは、歯の表面に繁殖した細菌が出す酸によって歯が溶かされる病気です。水晶と同じ硬さのエナメル質が溶かされて穴が空き、形がなくなってしまうのですから劇的な現象と言えるでしょう。

歯科治療に用いられる素材のゴールドやプラチナの合金、ハイブリッドセラミックスなどは、歯の硬さに近いものです。それでも、やはり天然の歯に勝るものはありません。初期のむし歯なら治療も早く、安価で済みますが、進行してしまうとたくさん削ることになり、時間と費用が掛かり、結果としてダイヤモンドのように高価になってしまいます。

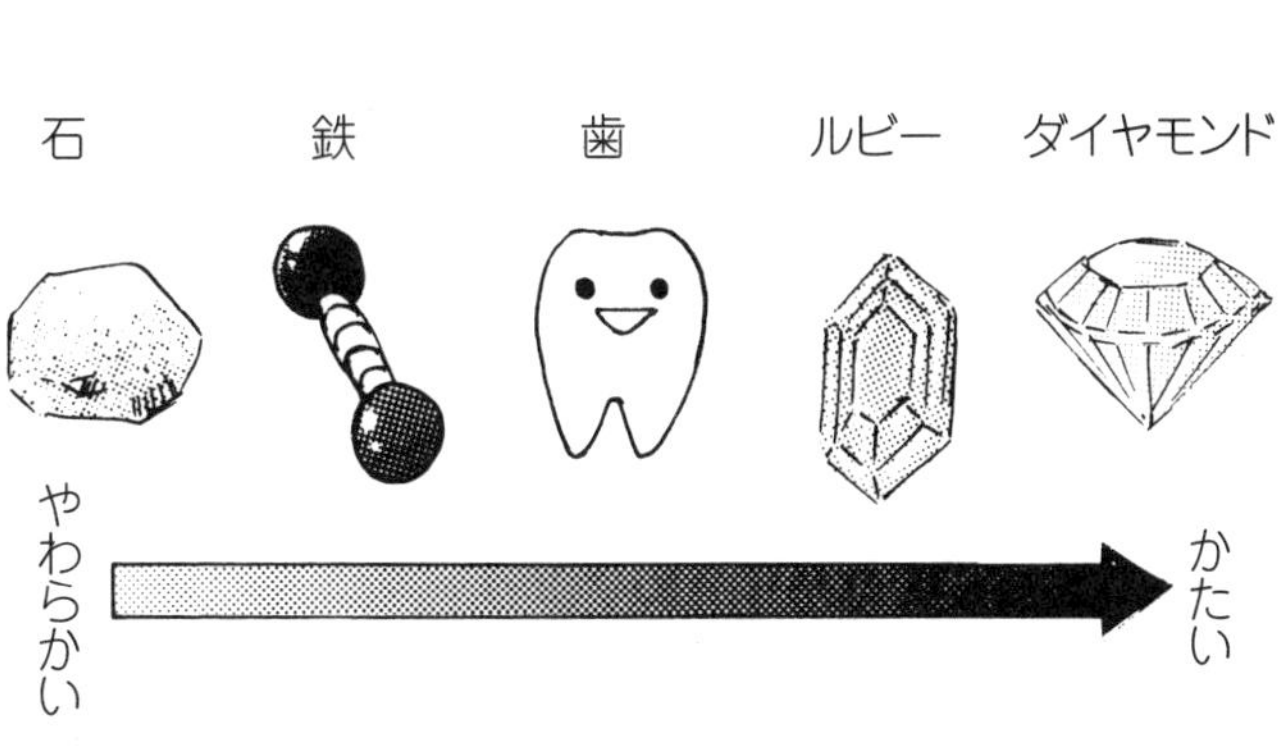

25

歯の外傷

◆上あごの一番前に多い

近年、スポーツ人口の増加や競技の多様化などに伴い、運動中のけがは増加傾向にあります。特に幼少期から高校生くらいまでは、歯とその周辺の外傷が多く発生します。幼稚園・小中学校の調査によると、子どもたちの約5～12パーセントが歯に関する外傷を負っており、その割合は年々増加しています。けがをする年齢は一～一・五歳と七～九歳で多く、打撲《だぼく》や転倒によるけがが増えるようです。原因として、前者では運動機能の未熟さ、後者では冒険的行動や運動の活発化が挙げられます。

女児よりも男児に多い傾向があり、外傷は圧倒的に上あごの一番前の歯に多く見られます。スポーツの種類で見てみると、バスケットボール、野球、スキー、ラグビーの競技中に多く発生しています。

けがの状態は多様です（図参照）。歯の先の部分（歯冠《しかん》部）・歯の根の部分（歯根《しこん》部）やその両部にまたがる損傷、歯が不安定になる不完全脱臼《だっきゅう》と抜けてしまう完全脱臼、歯を支える歯槽骨《しそうこつ》が折れてしまうケースもあります。いずれの場合も、できるだけ早く歯科医院に行き、治療を始めることが重要です。受診の際は、折れた歯のかけらを持っていくようにしてください。

◆折れ方により修復も可能に

歯冠部だけが折れたときは、多くの場合、修復が可能です。

折れ方により異なりますが、歯根部が折れたときは通常、元の位置に戻した後、周りの歯と固定して使い続け、様子を見ていきます。歯冠部の位置が大きくずれていると一時的に修復できても、その後、使えなくなり抜歯《ばっし》することもあります。その際は、ブリッジに切

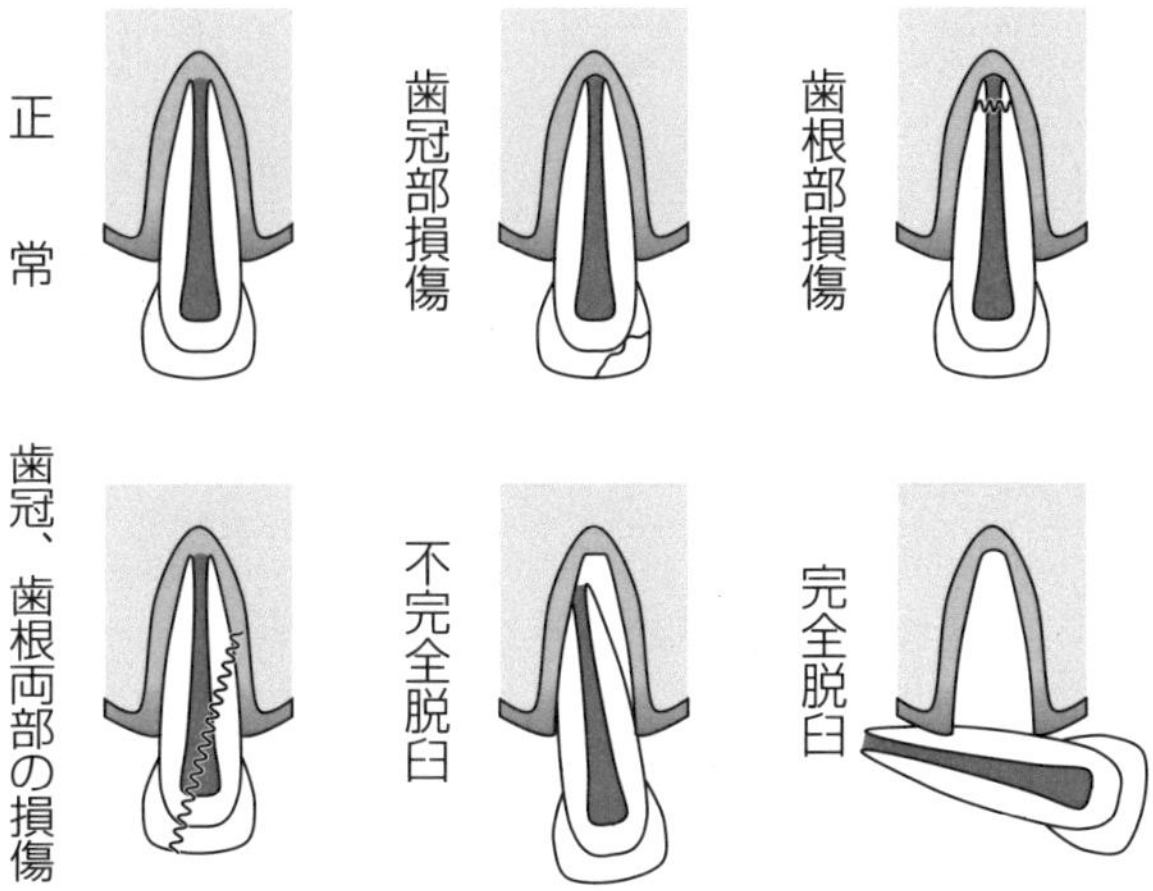

〈歯の外傷の状態〉

り替えるなど、次の手段を検討することになります。
不完全脱臼《だっきゅう》した場合も、ぐらぐらしている歯の位置を戻し、周りの歯に固定します。患部からの感染に注意を払い、まずは口の中が汚れていたらうがいをし、清潔を心掛けてください。

完全脱臼したときは、抜けた歯を周りの歯に固定し、元通りにくっつくよう試みます。成功するかどうかは抜けてから再び植えるまでの時間、歯の状態、周囲の骨の状態などに影響を受けます。

このとき、歯の根の部分の細胞（歯根膜細胞）が死なないよう、歯を乾燥させないことが最も大切です。歯根膜細胞は、口の外では約三十分で死滅するといわれます。抜けた歯を流水で二十秒程度洗い、汚れを落として牛乳や生理食塩水に入れるか、頬《ほお》の内側に入れてください。洗った後、自分で元の位置に戻してもよいでしょう。幼

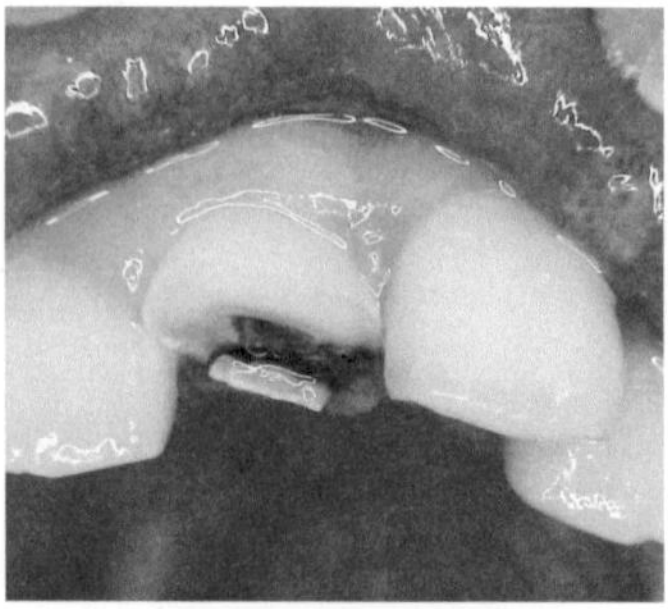

〈歯冠部の損傷〉

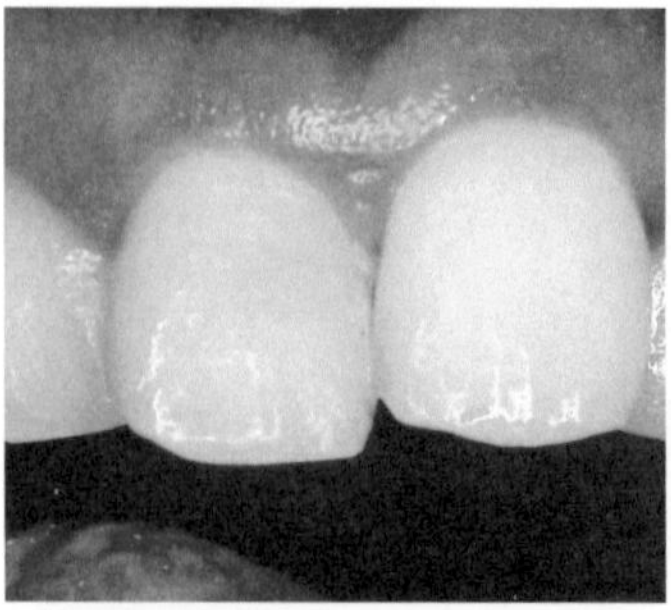

〈損傷部分を付けて修復〉

い子どもの場合、口の中に含むと誤嚥《ごえん》する可能性もあるので注意が必要です。

なお、歯根膜細胞は生理食塩水で数時間、牛乳を使っても十数時間しか生きられません。幼稚園、保育園や学校は、歯が抜けた場合に備え、細胞が二十四時間以上生きることができる専用の保存液（歯牙保存液ネオ）をぜひ用意してほしいと思います。

外傷を受けた歯は、できるだけ早期の処置と歯の保存状態が良好であることが治療を成功させるポイントとなります。運動中の外傷はどこで起こるか分かりません。教職員の方々や子どものいる家族の皆さんも正しい知識を持つことで、子どもたちの大切な歯を失うことなく守ることができます。

新潟県歯科医師会地域保健部　荒井節男

26

マウスガード

◆衝撃吸収し口腔を保護

マウスガードをご存じですか？　ボクシングやラグビーの選手が口に入れているのを見たことがある人もいるのではないでしょうか。歯とその周辺組織を保護し、口腔《こうくう》内外の外傷を減らすために使われる弾力性のある道具です。

むち打ちの症状を防いだり、軽くしてくれると同時に、脳震盪《のうしんとう》や脳神経系の損傷から脳を保護する働きが見込まれます。

まだ普及しているとは言い難い状況ですが、格闘技はもちろん、バスケット

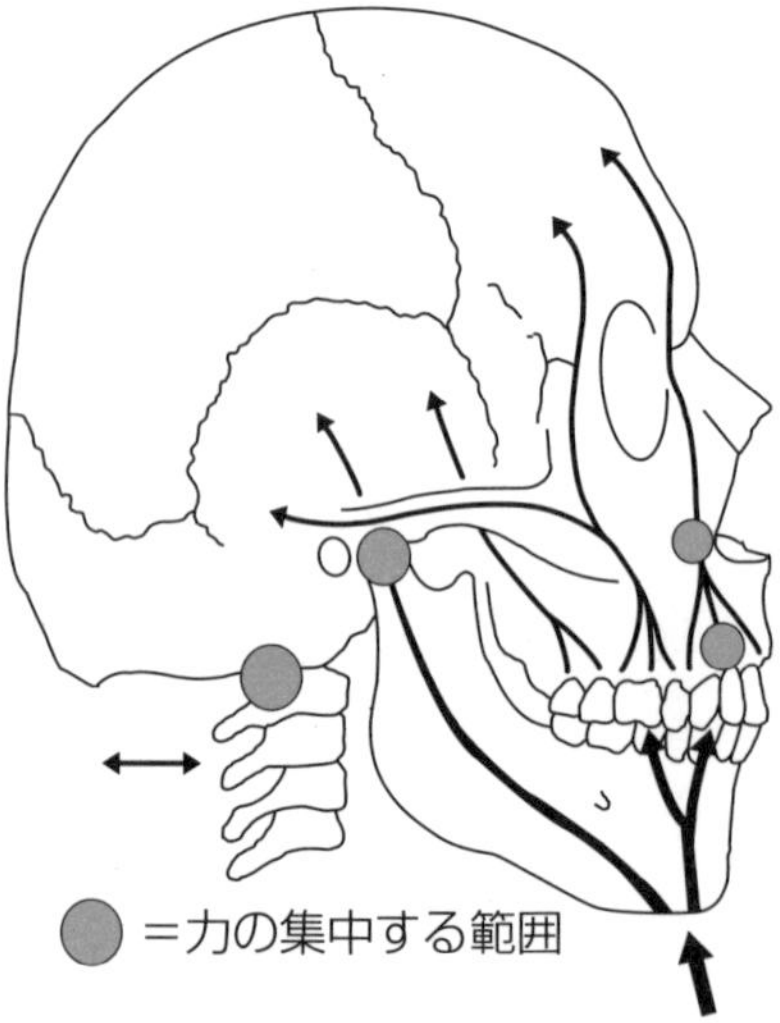

〈前下方から受けた力の分配パターン〉

ボールなど幅広いスポーツに有効だと考えられています（表参照）。

最も一般的な材料は、エチレンビニルアセテートです。違う材質のシートを重ねて、厚さを調節することもあります。シートは薄くも厚くもできますが、二ミリ以上の厚さがないと、衝撃をやわらげる効果がありません。

運動時には、①前からの外力から前歯を守る、②口唇、舌、ほお粘膜を歯で傷つけないようにする、③下からの外力によって、上下の歯がぶつかる衝撃をやわらげる、④あごの関節の保護、⑤脳や頚椎《けいつい》への衝撃を抑える――などの効用が期待できます。

世界的に見ても、日本のマウスガードの義務化は進んでいますが、それ以外のスポーツでも、使用が有効と考えられる場合は、積極的に活用してほしいと思います。

装着が義務化（一部義務化を含む）されたスポーツ	装着が有効と考えられるスポーツ
・ボクシング ・キックボクシング ・K－1 ・空手 ・アメリカンフットボール ・ラグビー ・アイスホッケー ・ラクロス　など	・バスケットボール ・ホッケー ・バレーボール ・サッカー ・フリースタイルスキー ・水球 ・レスリング ・ダイビング　など

◆効能発揮には注文品が最適

マウスガードには、スポーツ用品店で売っているもの（マウスフォームド・マウスガード）と、歯科医院で作るもの（カスタムメイド・マウスガード）とがあります。

マウスフォームド・マウスガードは、お湯に浸《つ》けて軟らかくし、その状態で口の中に入れて、自分で合わせます。

しかし、残念ながらぴったりと合うことは少ないため外れやすく、息苦しさを感じることもあるようです。かみ合わせや厚みも調整できません。価格は数百円から七千円ぐらいまでさまざまです。

一方、カスタムメイド・マウスガードは、歯科医院で歯の型を採って作ります。その人

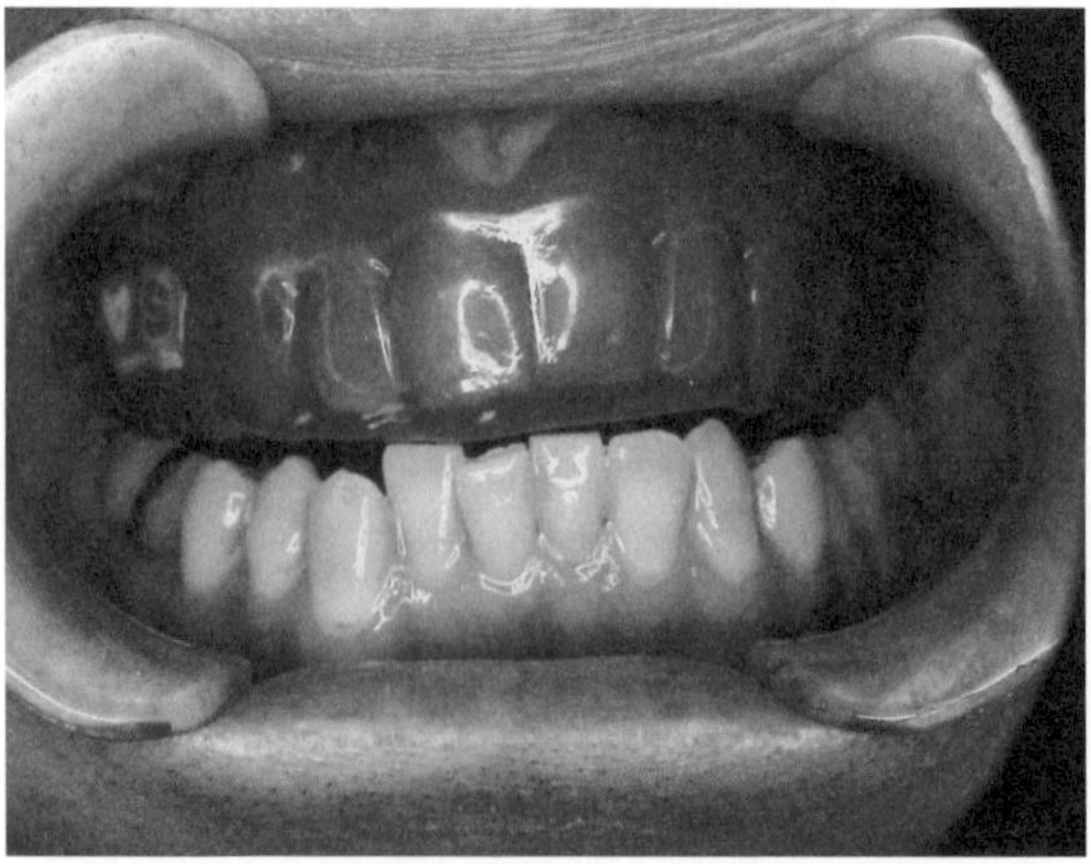

色を付け、マークを入れた2層式のカスタムメイド・マウスガード

に合わせて成形するため、呼吸もしやすく、かみ合わせも調整でき、口の中にしっかり固定されます。このため、本来の働きが十分発揮されます。シートを重ねたり、色を変えてマークを入れるなど好みのデザインにすることも可能です。

しかし、カスタムメイドの効能は分かっていても、既製品を使う人が多いのが現状です。マウスガードには医療保険が適用されず、価格は歯科医院によって違い、シートを重ねるかどうかでも異なります。

子どもも大人も同じ形のものを使います。子どもの場合、歯の生え代わり時期に作り替える必要があります。また、あごの発達を妨げないよう、半年に一回以上は定期健診を受けてください。

新潟県歯科医師会マウスガード普及啓発プロジェクトでは、歯科医師会会員や歯科技工士会、スポーツ指導者を対象に、マウスガードに関する知識や作製方法などを広めています。使用に興味がある人は、気軽に歯科医院に相談してください。

新潟県歯科医師会地域保健部　荒井節男

27 むし歯を放置すると

◆繁殖した雑菌が骨に進行

読者の皆さんの中に、治療が済んでいないむし歯を持っている人はいませんか？　たとえ痛みがなくても、むし歯が進行し、より重症な疾患につながることがあります。ややもすれば見逃しがちになるむし歯を放置する危険性をお伝えします。

近年、児童のむし歯は少なくなっていますが、全年齢層では、平均一本前後のむし歯が治療されないままの状態です（二〇〇五年歯科疾患実態調査）。

むし歯は風邪などの病気と違って自然治

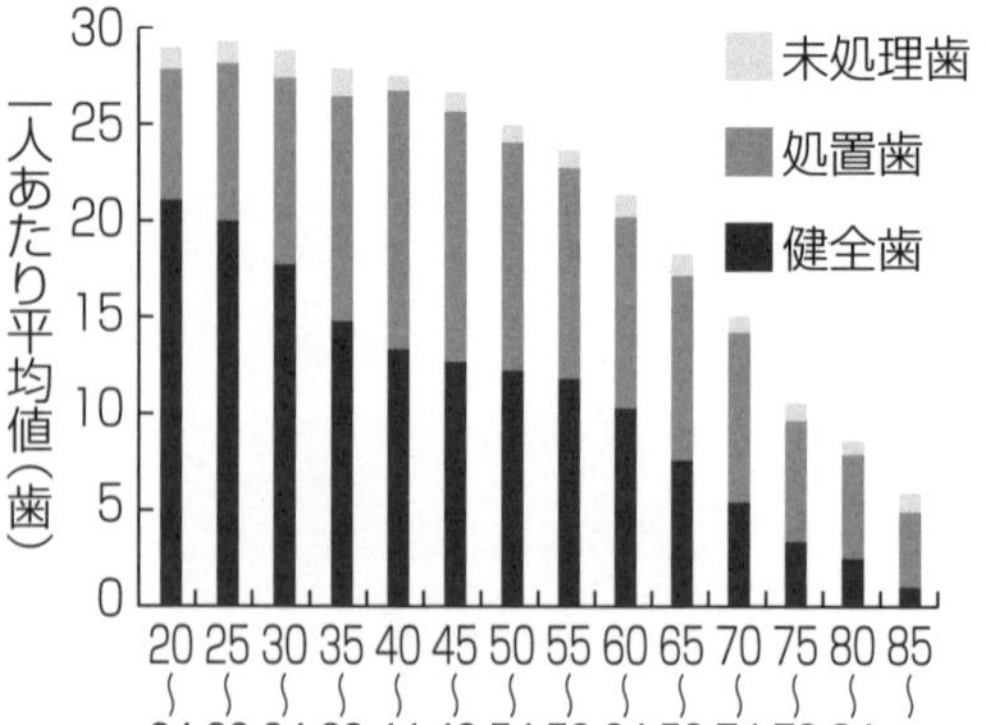

〈永久歯の健全歯、むし歯の処置・未処置の状況（平成17年）〉

癒がありません。放置したままにしておくと、ついには病状が歯の神経にまで達し、激しい痛みを生じるようになります。

我慢してそのままむし歯を放っておくと、次第に痛みは引いていきますが、むし歯が治ったわけではありません。

むし歯によって大きくなった穴には食べ物が詰まりやすく、繁殖した雑菌類は歯根《しこん》を通って骨にまで進みます。

歯根の先端部分に空洞ができて膿《うみ》がたまってくると、膿は骨を貫《つらぬ》いて、歯肉に出口となる穴を作ります（図参照）。これを瘻《ろう》孔《こう》と言い、膿が出てはふさがり、また穴が開いては膿が出ることを繰り返すようになります。

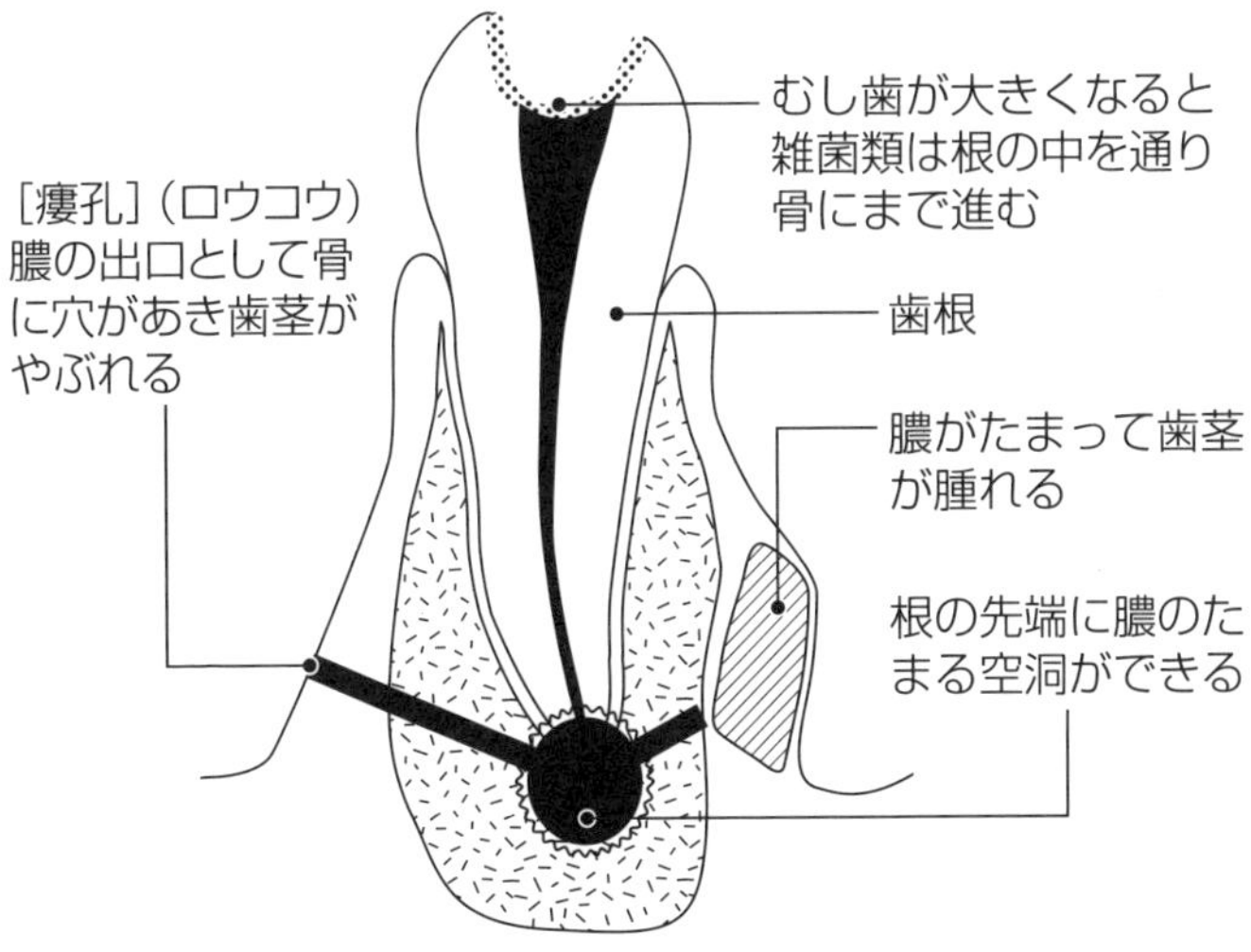
むし歯が大きくなると雑菌類は根の中を通り骨にまで進む
[瘻孔]（ロウコウ）膿の出口として骨に穴があき歯茎がやぶれる
歯根
膿がたまって歯茎が腫れる
根の先端に膿のたまる空洞ができる

◆腫れが広がりあごの病気へ

このような、骨の中の病巣は普段は体の抵抗力に抑えられていますが、風邪や過労で体の抵抗力が低下した時、細菌の力が強まって症状が一気に悪化することがあります。さらには痛みや腫《は》れの範囲が広がり、骨膜炎《こつまくえん》や骨《こつ》髄炎《ずいえん》などあごの骨の病気へと重症化するケースもあります。

写真は、むし歯を放っておいて下顎骨《かがくこつ》骨髄炎となり、運悪くその場所を強打して骨折を起こした症例です。高齢なこともあり、骨折の治療がうまくいかず、あごが左右に

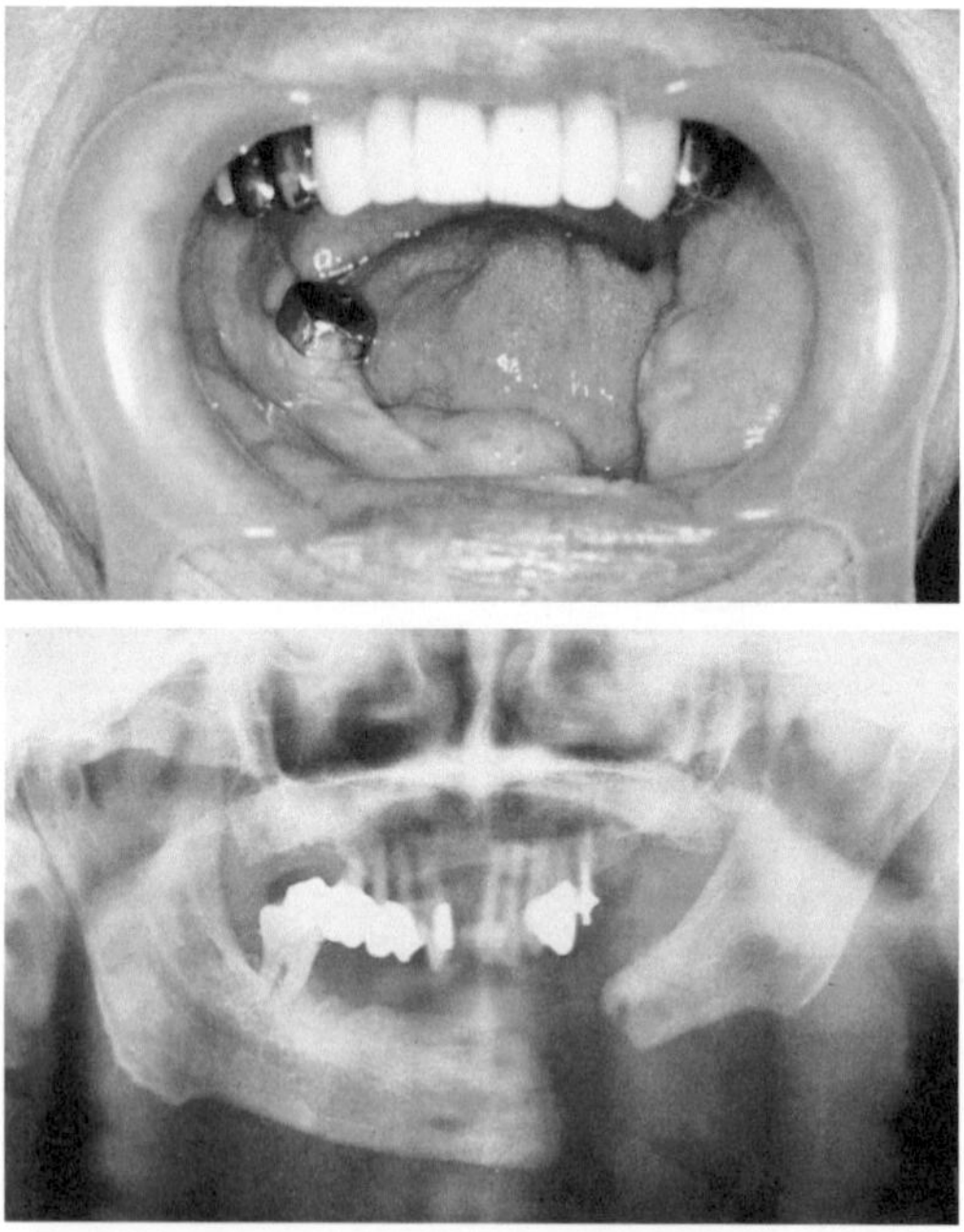

〈むし歯を放置し下顎骨骨髄炎となり、その場所を強打してあごを骨折した症例（上）とそのエックス線写真（下）〉

分かれてしまいました。右と左のあごが別々に動き、最後には満足に食事ができなくなりました。

普通は、むし歯が大きくなったり痛みが強くなったりすると、歯科治療を受けて病気の進行にストップをかけます。むし歯が直接生命に関係することはめったにありません。しかし、通院が困難で体力が衰えている要介護高齢者をはじめ、乳幼児や妊婦など歯科的弱者と呼ばれる人々や、糖尿病や心臓病など全身的な病気にかかっている場合には、注意が必要です。

むし歯や歯周病など歯科治療の放置は、あごの骨など直接的な病気のほかに、病巣《びょうそう》中の細菌が血液によって運ばれ、全身にさまざまな影響を与えることが分かっています。たとえ小さなむし歯であっても、時にあごの骨や全身にまで影響を及ぼすことを考えると、決してそのダメージは少なくありません。むし歯や歯周病は、早期の診断や治療が大切であることをお忘れにならないでください。

新潟県歯科医師会広報広聴部　幾野　博

28 治療中断の影響

◆痛みがなくても病状進行

3月末から4月初めは、入学や入社、転勤とそれらに伴う引っ越しなどで、何かと移動が多いシーズンです。慌ただしさに紛れ、完治する前に歯の治療が途絶えてしまうことがまま起こります。

治療を一度中断してしまうと、たとえ痛みがなくても病状そのものは次第に進行していきます。極端な場合、抜歯《ばっし》せざるを得ない状況にまで悪化することがあります。歯をできる限り長持ちさせることを最優先するならば、治療を中断せずに通院を心掛けてもらいたいものです。

では、よく見られるケースを通し、治療の中断でどんなことが問題になるのかを見ていきます。

まず、歯にかぶせ物や入れ歯を作るため型を取った時です。

歯にかぶせる金属冠や、歯のない部分を補う入れ歯を「補綴物《ほてつぶつ》」と呼んでいます。補綴物は、患者さん一人一人の歯やあごの形に合わせ、オーダーメードで作ります。精密に作られているため、型を取ってから日数が経ちすぎると装着時の調整に手間取ってしまったり、時には合わなくなってしまったりして、型の取り直しが必要になります。

次に、歯の根の治療が続いているケースです。

むし歯が大きくなると神経の炎症（歯髄《しずい》炎《えん》）を引き起こし、強烈な痛みが生じることがあります。歯の中にある神経を取り除くことで痛みは治まりますが、治療が完了したわけではありません。

歯の神経を取り除いた後や、根の先に病

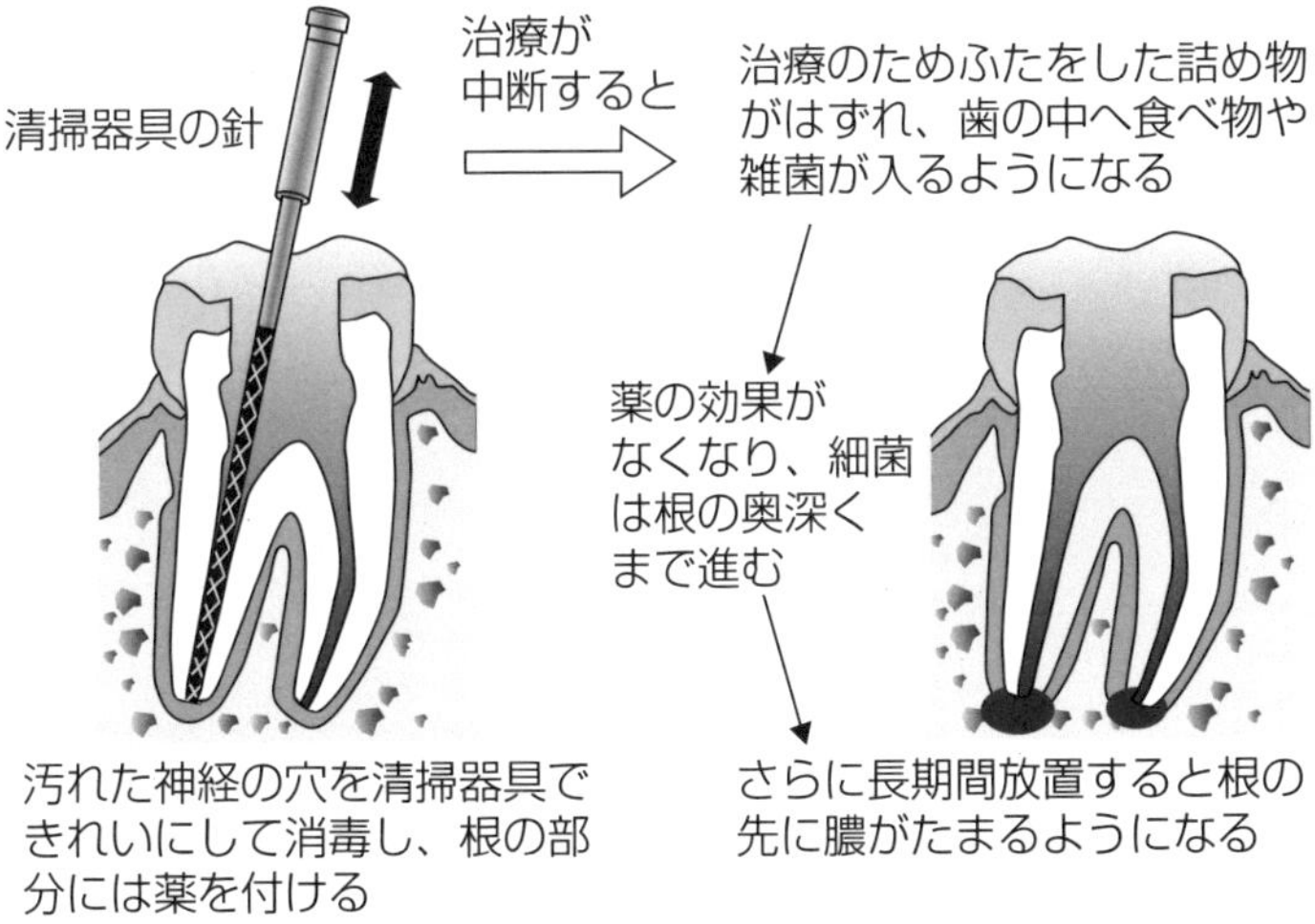
清掃器具の針
治療が
中断すると
治療のためふたをした詰め物
がはずれ、歯の中へ食べ物や
雑菌が入るようになる
薬の効果が
なくなり、細菌
は根の奥深く
まで進む
汚れた神経の穴を清掃器具で
きれいにして消毒し、根の部
分には薬を付ける
さらに長期間放置すると根の
先に膿がたまるようになる

〈根管治療〉

気がある場合は、歯の根の治療（根管《こんかん》治療）が必要になります。根の部分を清掃消毒して無菌状態にし、すき間なく封鎖密閉するという処置です。痛みがないからといって放置すると、根の部分が細菌により汚染され、再度、最初に立ち返っての根管治療が必要になります（図参照）。

もう一つは、歯周病のコントロールのため、定期的に受診している場合です。

歯周病の治療は、特に重度の場合、痛みや出血がなくなるなど症状が改善しても、再発を防止するため長期間にわたる管理が必要になります。一度中断すると、ブラッシングに対する意欲も薄れがちになり、治療再開後は症状が悪化している場合がほとんどです。

◆歯が抜けたままになっていませんか

前歯がなくなったり、多数の歯を失った場合には、見た目やかみにくさが手伝って、歯が抜けたままにする方はほとんどいません。しかし、奥歯を一本抜歯したような場合、さほど不自由さが感じられないためか、そのままにしてしまうケースが見受けられます。

歯が抜けたまま長い間放置すると、欠損部の両脇の歯は支えがなくなり、抜けた側へと傾いてきます。また、かみ合わせの関係では、かむ相手のない歯は次第に伸びてきます。

このように、なくなったのは一本の歯だけであっても、長期間経過すると周りの歯が動くことによって、歯並びやかみ合わせが狂い、あご全体が影響を受けてむし歯や歯周病にかかりやすくなります。さらに、かみ合わせのバランスが崩れてしまうと、顎関節《がくかんせつ》症《しょう》や肩こりの原因にもなります。

◆遠方への転居は医師と相談を

遠方への引っ越しで、転医せざるを得ず、治療間隔《かんかく》が空いてしまうことがあります。そうした場合、仮歯《かりば》を入れたり、効果が長持ちする薬を歯の中に入れたり、治療中の詰め物を少し固い物にしてすり減るのを遅らせるといった、応急的な対処法もあります。転医先へ紹介状を書いてもらうことを含め、かかりつけの歯科医師と十分相談してください。

しかし、どんな方法であれ、長期間放置することはできません。歯を長持ちさせるためにも治療をスムーズに続けることが大切です。できるだけ早めに通院の機会を見つけてください。

新潟県歯科医師会広報広聴部　幾野 博

コラム 歯科医師と医師は違う？

歯科医師と医師の違いをご存じでしょうか？

現代の医療は、内科、外科、婦人科、皮膚科、眼科など、専門分野ごとにたくさんの診療科に分かれていますが、これらの医療行為は医師免許を持つ医師であればすべての科目を診療することができます。一方、歯科医師は、歯科治療以外の医療行為はできませんが、歯科治療だけは医師免許とは別の歯科医師免許を持つ歯科医師が行うことと法律で定められています。

歯科医師になるためのトレーニングも、医学部とは別の歯科大学、歯学部で行われています。免許を取る過程は国によって異なりますが、歯科だけが医師免許とは別の免許になっているのは、諸外国でもほぼ共通のようです。

では、なぜ歯科だけが別の免許になっているのでしょうか。

歯科治療では義歯を作ったり、金属やセラミックで歯を作ったりと、職人的な技術や実際に物を作るテクニックが要求されます。そのため、歯科大学や歯学部では、医学的知識教育だけでなく、歯を作るテクニックのトレーニングを受け、知識と技術を試す歯科医師国家試験を受けることとなります。

歯科医師は、いくら頭脳明断で的確に診断ができても、歯を削ったり、抜いたり、歯を作るなどの技術が伴わなければ一人前とは言えません。特に入れ歯を作るのは微妙な職人技が必要となります。熟練の歯科医師は、言葉では表現できない微妙なコツを心得ていて、一人一人のお口にぴったりと合った入れ歯を作り上げます。

例えば、眼科で近視の診断を受けると、処方箋をもらって眼鏡屋で眼鏡を作ることになりますが、不幸にして歯を抜くことになった場合、歯科医師は処方箋を書いて義歯を入れ歯屋に頼むことをせずに個々の患者さんのお口に合わせて手作りします。まずは患者さんのお口に合った色や形の歯を作り、さらに周りの歯に合わせる技術は、誤差1ミリ以下の精度が要求される、まさに物作りの職人技の世界です。

このように、歯科治療においては高度な治療技術が必要となるため、歯科医師免許が設けられているのです。

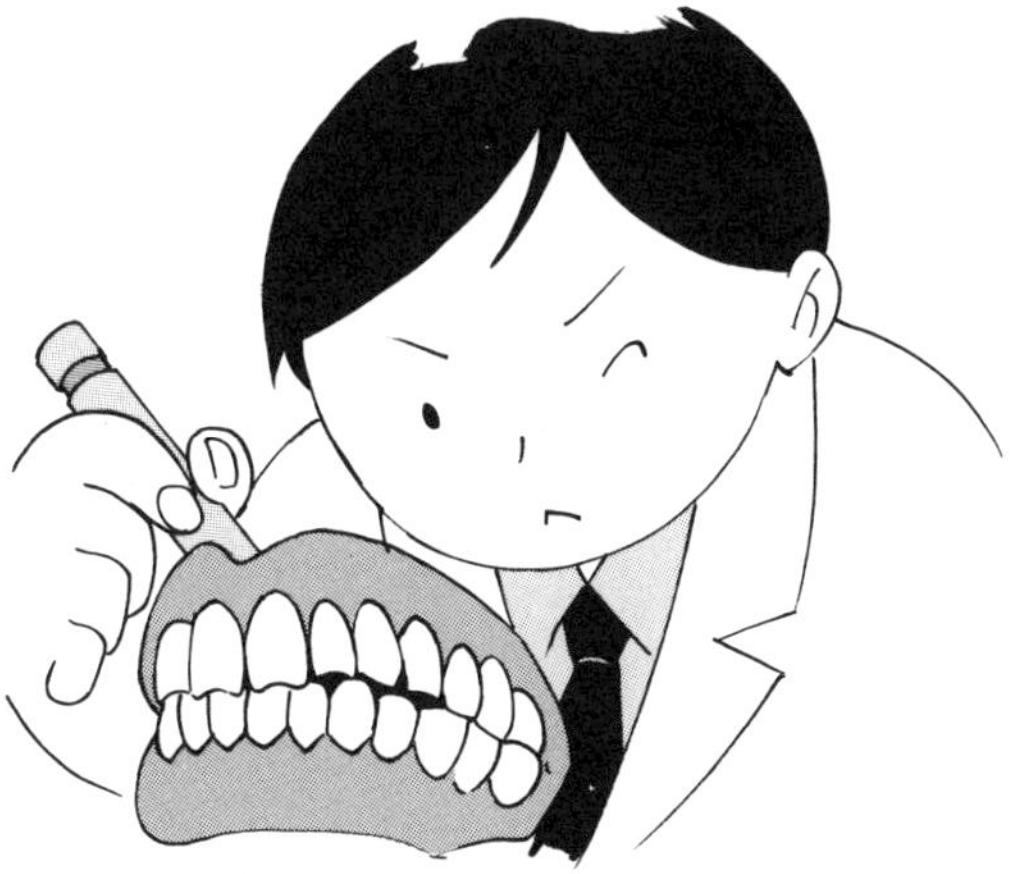

29

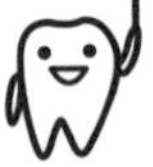

口腔がん

◆喫煙と飲酒が危険因子

口腔《こうくう》がんは口の中に発生する悪性腫瘍《しゅよう》です。部位としては、舌、歯肉、口底、ほほ粘膜などがあり、その多くが粘膜から発生する扁平上《へんぺいじょう》皮《ひ》癌《がん》です。

口腔がんの発生頻度は全がんの約1パーセントとされ、五十~七十代の高齢者、男性に多いことが特徴です。喫煙と飲酒は口腔がんの大きな危険因子ですが、慢性の炎症、口腔内の不衛生、ウイルス感染なども発がんの因子とされています。

口腔がんの症状には、痛み、潰瘍《かいよう》、しこり、刺激物（からいもの・すっぱいもの）がしみる、出血などがあります。口内炎など、炎症の多くは自然と治っていきますが、二週間以上痛み・潰瘍が治らない、抜歯後の傷が治りにくいなどの場合はがんの疑いもあり診察が必要です。

口腔がんの多くは見ることで診断が可能です。ＣＴスキャン、超音波検査、磁気共鳴画像装置（ＭＲＩ）、ＰＥＴなどの画像検査を行ってがんの進行度を見極め、腫瘍の一部や細胞を採取して検査すること（病理組織検査）で悪性度を判断します。

口腔がんの治療には、手術、放射線、化学療法（抗がん剤）があり、これらを単独あるいは組み合わせて行う治療（併用療法）が基本です。多くの場合、早期がんであれば手術や放射線治療、進行がんに対しては手術、放射線、化学療法の併用療法が行われます。

口腔は日常生活を営む上で大切なかむこと、飲み込み、味覚、発声の機能ばかりでなく、容姿の面からも治療後のＱＯＬ（生活の質）の維持が非常に重要な部位です。そのため口腔がんの治療ではがんを根治し救命するばかりでなく、治療後のＱＯＬを保

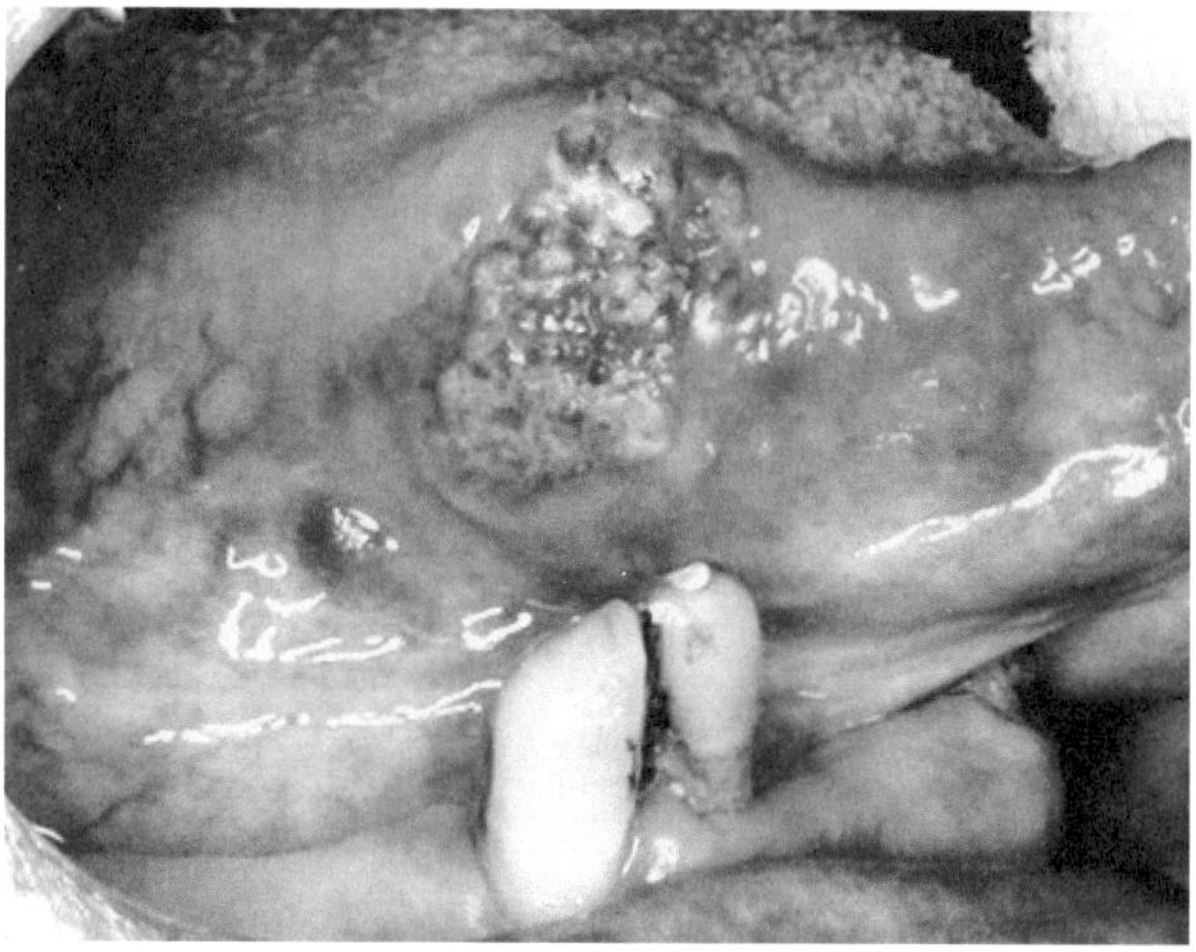

〈口腔がんの一つの舌がん〉

つことも目標とする必要があります。

血管をつなぎ、皮膚や骨を用いた再建方法の進歩、放射線治療の進歩、インプラントによるかみ合わせ・飲み込む機能の回復、容姿面の回復もあり、口腔がん治療後の形態と機能は大きく改善しました。

口腔がんも他部位のがんと同様に転移を起こし、特に頸部《けいぶ》（首）のリンパ節に転移し、その有無が治療結果（予後）に大きく影響します。治療は現在のところ頸部にあるリンパ・脂肪組織をひと塊《かたまり》として摘出する頸部郭清術《けいぶかくせいじゅつ》が一般的です。転移リンパ節の数が多い場合は術後に放射線治療を行うこともあります。

口腔がんでは重複がん（多重がん）を多く伴うことが知られています。口腔内で咽頭《いんとう》や喉頭《こうとう》などに発生することが多く、また、食道がん、胃がん、肺がんとの合併も高率です。最近では、複数の部位にがんが発生する同時性重複がんが増えてきており、治療の前に食道や胃の内視鏡検査を行い、がんの有無を確かめることが必要です。

◆予防に大切な生活習慣改善

がんの予防には一次予防（がんが発生しないようにする）、二次予防（早期発見・早期治療のためのがん検診）があります。

一次予防で特に大切なことは、生活習慣の適正化です。最近の多くの疫学的研究から、タバコを吸わない、緑黄色野菜および果物を多く摂取する、アルコールを控える、塩分・脂肪を控える、健康的な体重を維持し運動することによって、がんのリスクが減少するといわれています。喫煙は口腔がんの危険因子であり、特に飲酒を伴う喫煙習慣は危険性が高くなるのでこれらの生活習慣を改善することが大切です。

口腔がんの一部は前がん病変である白板症（白い）や紅斑症（赤い）が悪性化し発生するといわれています。舌、歯肉や口底に、長期間にわたって、ぬぐっても除去できない白斑や鮮紅色のびらんがある場合は前がん病変のこともあり、病理組織検査でがんの有無を確かめることが必要です。

普段から定期的に口腔の健康診断を受け、異常を早く見つけることが口腔がんの早期発見・早期治療になると思います。

新潟大学大学院医歯学総合研究科准教授　新垣　晋

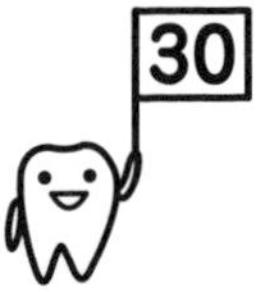

味覚　口腔ケア

◆加齢とともに鈍くなる味覚

口の中をリフレッシュし、味覚を高めることは、食事をおいしくするだけでなく、食生活の改善や生活習慣病の予防にもつながります。味覚の仕組みや、味を感じなくなるなどの味覚異常、味覚が体に与える影響を見ていきましょう。

まず、味を感じるメカニズムを概略します。砂糖や食塩などの味物質が、味蕾《みらい》と呼ばれる味覚受容器に触れると、神経の末端が刺激されます。この味蕾からの信号が、神経を伝わって大脳の味覚中枢に届けられ「甘い」「しょっぱい」といった味を感じることになります。

味蕾は約70パーセントが、舌の表面にある舌乳頭《ぜつにゅうとう》に存在します。舌の前方で甘味、前方の両側で塩味、そのやや後ろで酸味、舌の付け根付近では苦味を感じます。残りの20～30パーセントは、上あごから咽《のど》につながる粘膜に散在しています。水のおいしさやビールなどの「のど越し」の感覚は、咽にある味蕾が応答するためといわれています。

味蕾の数は、おおむね成人で六千～九千、乳児で一万二千ほどといわれます。加齢とともに減少し、高齢期になるとかなり少なくなってしまいます。

◆舌苔は味覚が鈍る原因の一つ

食物の味を薄く感じたり、本来の味を感じられなくなることを味覚障害と呼び、主な原因として亜鉛の欠乏が挙げられます。生体にとって亜鉛は必須微量栄養素であり、一日の必要摂取量は成人で一五ミリグラムとされています。

亜鉛は、魚介類、肉類、豆類、卵乳類に多く含まれ、中でもカキには一〇〇グラムあたり一三ミリグラムと他の食品よりも多く含まれています。栄養のバランスが偏った食事が続くと、亜鉛の摂取量が不足し、味覚障害を起こすことがあります。

味覚障害の原因が、直接舌に発生するものとして舌苔《ぜったい》が挙げられます。舌苔は、古く

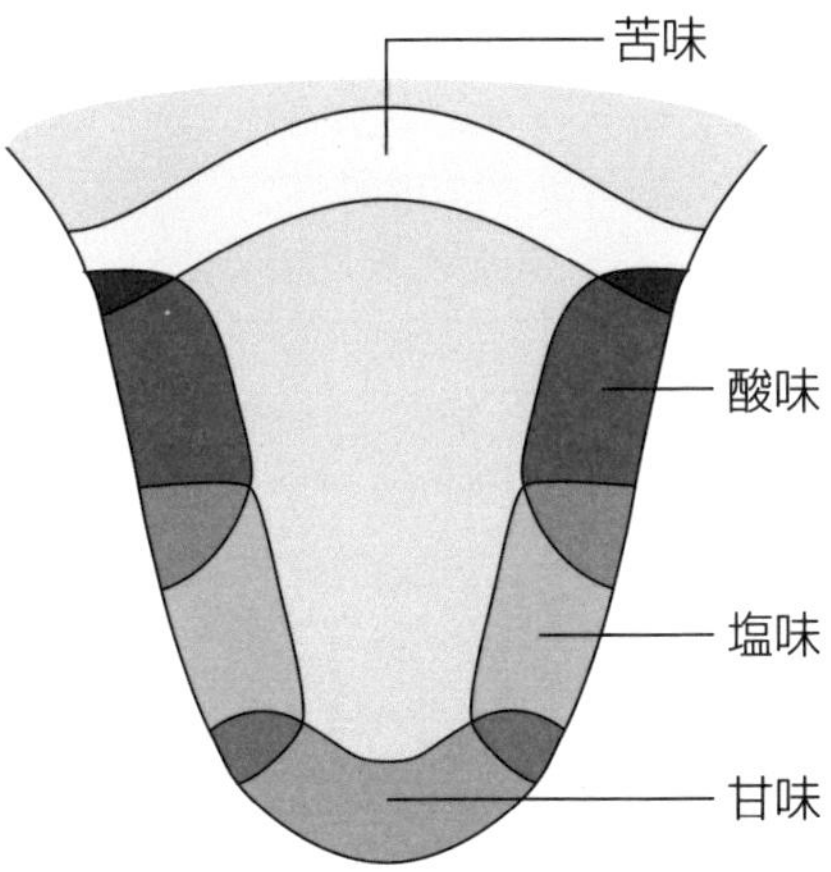

〈舌の味覚の分布〉

なってはがれ落ちた粘膜上皮や、口腔《こうくう》内の雑菌が大量に堆積した白色や褐色の付着物です。舌が舌苔に覆われると、味物質が味蕾に到達しにくく、味覚感受性が低下します。

薬による味覚障害も指摘されています。薬によっては血液中の亜鉛と結合する性質があり、長期間の服用によって亜鉛が体外へ排出されて、必要な量が不足するために起こります。

全身性の病気や、うつ病など心因性の疾患によっても味覚障害は起こります。胃腸障害があると必要な亜鉛が吸収できず、腎障害では亜鉛が尿中に排出されて欠乏状態になります。また貧血になると血液中の鉄分やビタミンが不足し、味覚異常が起こります。

◆塩分過剰摂取の引き金に

味覚が鈍る弊害としては、塩分の過剰摂取が挙げられます。味を感じにくくなると、食事の味付けが濃くなり、知らず知らずに、必要以上の量を取ることになります。塩分の取りすぎは動脈硬化を進め、脳卒中を引き起こす一因となります。

近年、血圧のコントロールなどにより、脳卒中による死亡率は下がってきました。半面、死に至らない軽症の脳卒中を発症する人は増えています。脳卒中は、再発を繰り返しながら次第に体の状態を悪化させ、最後は寝たきりの状態になったり、認知症になったりと、介護が必要になるケースも多くなっています。

病気の再発防止策としてリハビリとともに、脳卒中の基礎疾患である高血圧症を悪化させないための食事指導が行われています。高血圧症の持病があって脳卒中を発症した場合、一日に一五グラム以上の塩分を取っていることが多く、日本高血圧学会では、摂取量を六グラム以下とするよう指針を出しています。

しかし、塩分量が半分以下になると本人にとっては、ほとんど味が感じられない場合もあり、食事への不満が聞かれるのも事実です。そのような減塩食への抵抗感を薄める手立てとして有効なのが舌清掃です。舌を軽くなで、舌苔を除くことで次第に味覚感受性が高まり、無理なく薄味に慣れることが期待できます。

味覚を正常に保つことは、間接的に要介護状態に陥ることを予防してくれます。高齢社会を迎えた現在、味覚と健康との関係をいま一度、見直す必要があるのではないでしょうか。

新潟県歯科医師会広報広聴部　幾野　博

31

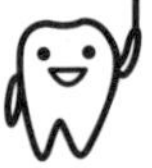

入れ歯のケア

◆食後にブラシで水洗い

高齢になっても食事を楽しみ、健康を維持するには八十歳で二十本の自前の歯を保つことが理想です。しかし実際は、六十五歳くらいから二十本以下になる人が多いようです（グラフ参照）。かみ合う歯が少なくなると軟《やわ》らかいものしかかめなくなり、心身にも影響が出ます。かみ合わせを補うには、自分に合った入れ歯を正しくケアしながら使うことが大切です。そこで、お手入れのポイ

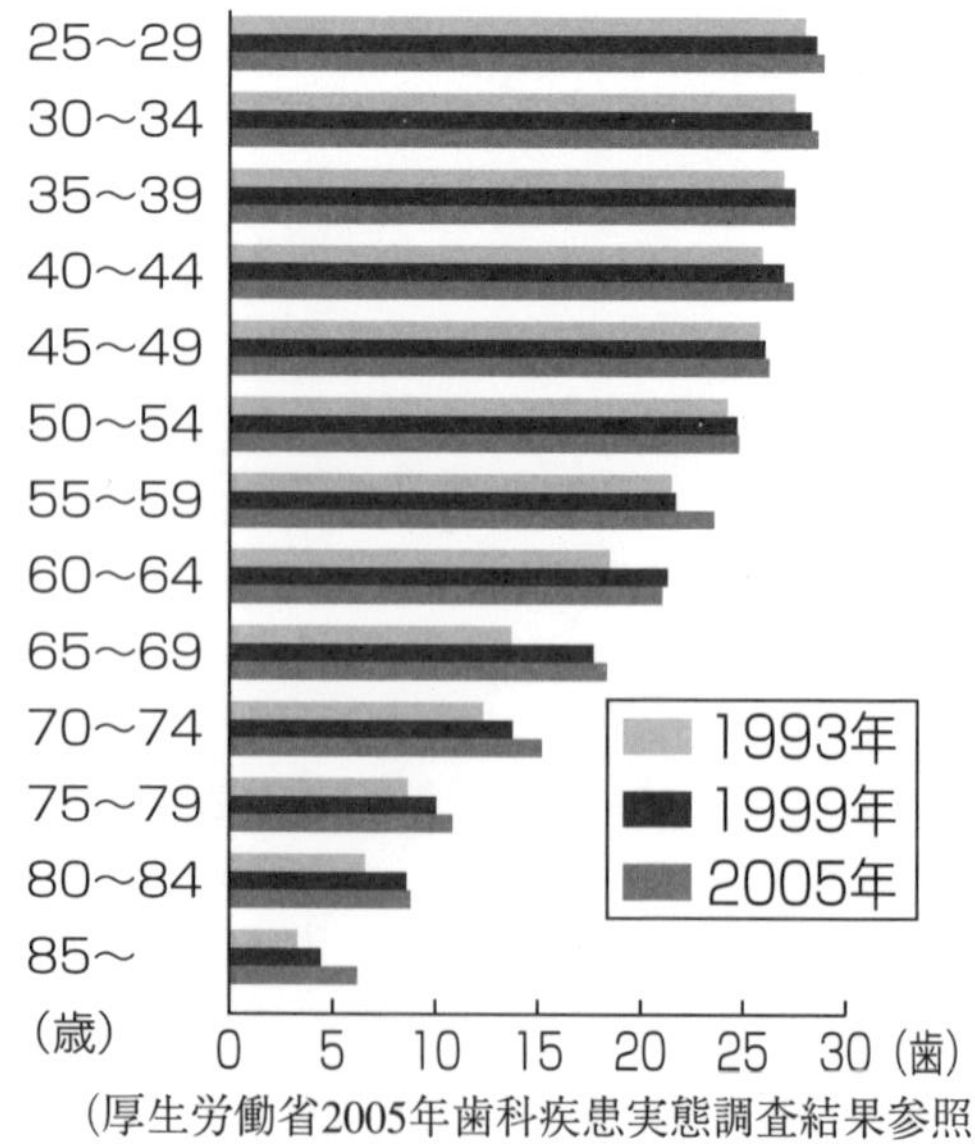

（厚生労働省2005年歯科疾患実態調査結果参照）

〈年齢階級、年次別１人平均現在歯数〉

ントを中心に説明します。

毎日使う入れ歯には自前の歯と同様、歯垢《しこう》や歯石、たばこのヤニなどが付きます。これらがプラスチックに染み込むと、カビの一種である細菌がすみ着いてしまいます。細菌は口臭や口内炎の原因になるばかりではなく、寝たきりの状態になるなど体の抵抗力が弱まると、全身的な感染症を引き起こすこともあります。

◆細菌の繁殖を防いで清潔に

手入れの基本は、毎日歯ブラシや義歯用ブラシで磨くことです。毎食後何もつけずにブラシで水洗いしてください。歯磨き粉を使うと、早くすり減ってしまいます。

また、見落としがちですが、歯茎《はぐき》に直接触れる裏側も、きちんと磨いてください。細菌が付きやすく、歯茎やあごの粘膜がただれやすいところです。

部分入れ歯の場合、バネの根元とバネが掛かっている歯が最も汚れやすい部分です。少し複雑で面倒ですが、忘れずに磨いてください。

入れ歯は、硬い陶器に落とすと簡単に割れてしまうので、洗面所で洗うときは水を張った洗面器の上で洗うと良いでしょう。入れ歯のプラスチック部分は熱に弱く、消毒のために熱いお湯に浸《つ》けると変形して合わなくなるので注意が必要です。歯科医師の指示がある場合を除き、夜寝るときは、歯茎を休めるため外しましょう。乾燥すると変形してしまうので、清潔な水に浸けて保管します。

入れ歯洗浄剤はブラシで取り除けない汚れや細菌の消毒に必要です。入れ歯の材質に合ったものを選び、一週間に二回以上使ってください。しかし、浸ける前にブラシで表面の汚れ、ぬめりを取り除かなければ効果は半減してしまいます。睡眠中は浸けたままで大丈夫ですが、洗浄後はきれいな水でよく洗ってから口にはめるようにしま

①毎食後、ブラシを使った水洗いが基本。歯磨き粉の使用はすり減りを早める原因に

②歯茎を休めるため、就寝時は外す（歯科医師の指示のある場合は例外）

③ブラシで除けない汚れや細菌は入れ歯洗浄剤で消毒。週2回以上の使用を

④入れ歯安定剤の使用は、やむを得ない場合に限定。長期間使うと、かみ合わせが狂ってしまったり、衛生面に問題が出てきてしまったりするケースも

⑤6カ月に一度は定期検診で口の中と入れ歯の状態のチェック

〈入れ歯ケアのポイント〉

しょう。

入れ歯が緩くなると、入れ歯安定剤を使う人も多いと思います。しかし使用は、緊急でやむを得ない場合に限った方が無難です。長期間使うと、多くの場合、かみ合わせが狂ってきます。ずれた状態が続くと、入れ歯を乗せる土手となる骨が急速に溶け、歯茎がこんにゃくのようにブヨブヨになることがあります。結果的に入れ歯を不安定にしてしまいかねません。また汚れも付きやすく、衛生面でも問題があります。特に粘着性のものは洗って掃除することが難しく、不潔になりがちなので、注意が必要です。

入れ歯は体の一部として毎日過酷な条件で使い続ける、いわば人工臓器です。調子が悪いときは早めの受診が大切です。車に車検があるように、せめて六カ月に一度は、かかりつけ歯科医の定期検診を受け、マメなお手入れを心掛けましょう。

新潟県歯科医師会地域保健部　佐藤　徹

32

訪問診療、介護

◆食事状況にも目配り

新潟県では自宅で暮らす要介護者の方々に対し、無料訪問歯科健診事業を行っています。実際、健診に伺うと受診者の九割以上が口の中に何らかの問題を抱えており、診療が必要な状態でした。要介護状態にあったり、重い障害があったりすると通院が難しく、口の中の不具合を伝えることができない人もいます。そうした人たちのために訪問歯科診療（往診）を行っています。

往診は保険が適用されます。病気療養などで通院が難しい人が生活する自宅や病院、施設を訪ねます。その人の状態に合わせ、ベッドの上などで口腔《こうくう》清掃、むし歯や歯周病の治療、食べ方・飲み込み方の指導をします。

私の場合、歯科衛生士と二人で往診します。治療後も月一回程度、経過観察におじゃまし、必要があれば、歯科衛生士が毎週訪問して定期的なケアを行います。歯科の往診を知らない人も多いようで「本当に来てくれるんだね」と驚かれることもあります。

往診では、口の中はもちろんですが、全身の状態にも目を配り、食事の摂取状況も把握するようにしています。その助けになってくれるのは、家族や介護担当者から聞く本人の日常の様子です。見にくい部分ではありますが、介護者は、歯や口の中の状態を見て、腫《は》れや出血、乾燥、食事の取り方に変化がないかをチェックしてください。

訪問診療を重ねると、利用者の気持ちが明るくなっていくのを感じます。周囲との会話が弾むようになり、食事の幅も広がります。口から食事を取ることができるようになった結果、全身の状態が飛躍的に改善するケースも珍しくありません。

栄養がきちんと取れることに加え、精神的にも満足感が得られます。口で食べ物を味わえるようになることは、「座る」「立つ」「歩く」といった、次の意欲にもつながるのだと思います。寝たきりの状態でいた人が、歩けるようになった例もあります。往診を希望される場合、要介護認定を受けている人はケアマネジャーに、そうでない人はかかりつけ歯科医に一度、相談してみてはいかがでしょう。

一方、往診を受けていない高齢者の中にも「硬いものが、かみにくくなった」「お茶や汁物でむせる」などの症状が気になっている人がいるのではないでしょうか。こうした症状からは、口腔機能の低下が疑われます。

◆ボタンと糸で口輪筋を強化

食べ物をきちんとかみ、飲み込むために、舌や唇《くちびる》の筋力、唾液《だえき》の分泌は大切な役割を果たします。口の周りの筋肉（口輪筋《こうりんきん》）の強化には、約三センチのボタンと丈夫な糸（約六〇センチ）があれば手軽に取り組むことができます。

また、舌の力を鍛え、動きを滑らかにする運動（図1）や、唾液の分泌を促す唾液腺マッサージ（図2）などの体操を食前に毎日繰り返すことで、一度衰えた機能も徐々に回復していきます。

超高齢社会に向かう今、老後の暮らしをいかに快適にするかは、誰にとっても大きなテーマです。適切な治療とお口の体操を通して、口腔機能を維持すれば人生は一層楽しいものになるでしょう。

新潟県歯科医師会地域保健部　佐藤　徹

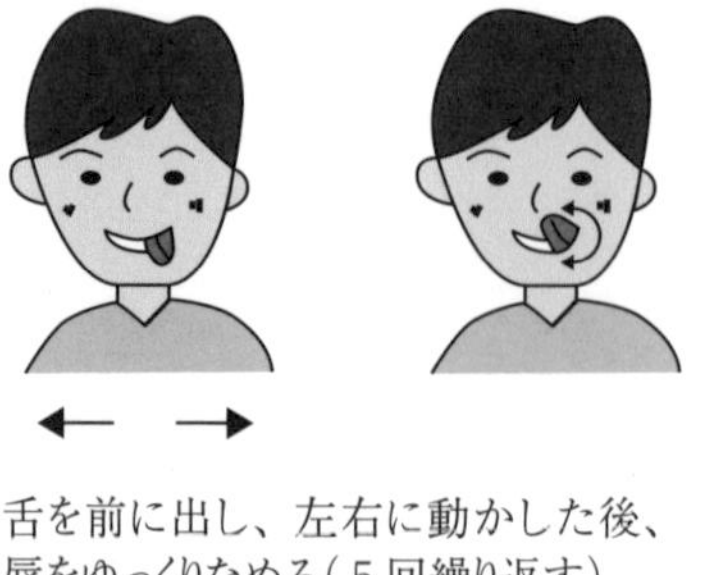

舌を前に出し、左右に動かした後、
唇をゆっくりなめる（５回繰り返す）

〈図1　舌の運動〉

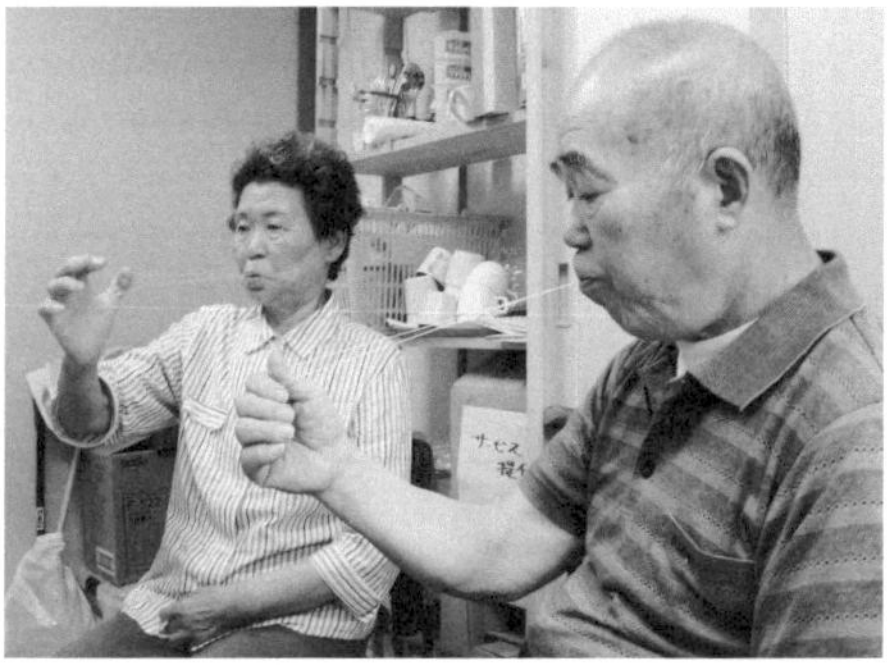

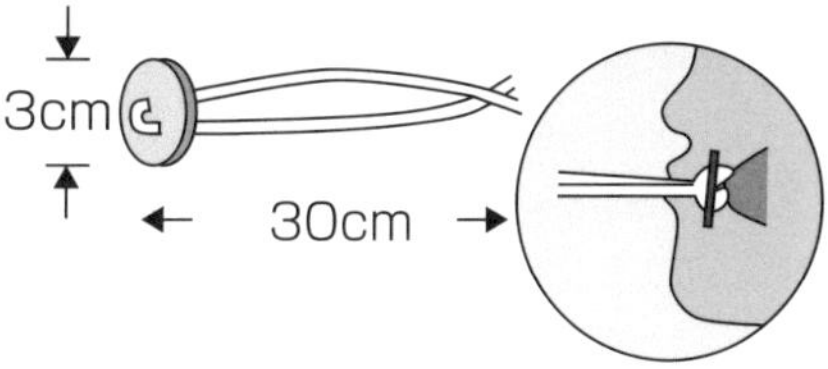

〈口輪筋強化の体操〉前方や上下左右に糸を引き、その力に抵抗するように口に力を入れる

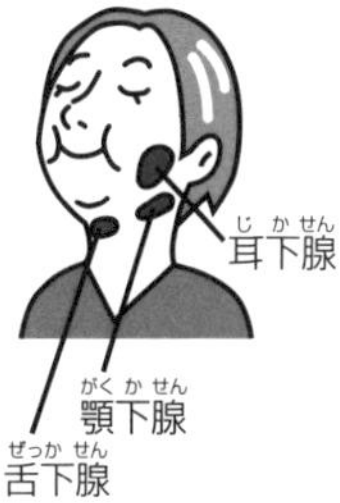

人さし指から小指までの4本の指を頬にあて、上の奥歯のあたりを後ろから前へ向かって回す（10回）。

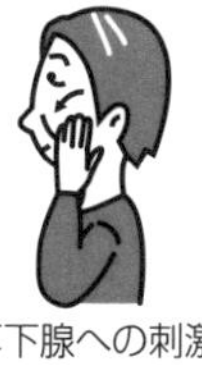

耳下腺への刺激

親指をあごの骨の内側のやわらかい部分をあて、耳の下からあごの下まで5カ所ぐらいを順番に押す（各5回ずつ）。

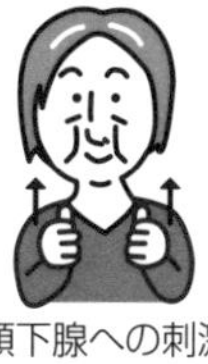

顎下腺への刺激

両手の親指をそろえ、あごの真下から手をつきあげるようにゆっくりグーっと押す（10回）。

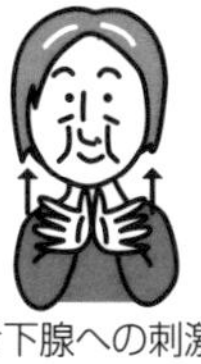

舌下腺への刺激

加齢により分泌能力が低下したり、内服薬などの影響で口が渇きやすくなります。マッサージをして、唾液の分泌をうながしましょう。

〈図2　唾液腺マッサージ〉

コラム 人の一生、歯の一生

衰へや歯に喰ひあてし海苔の砂　　芭蕉

右の句は、芭蕉が四十八歳の時、元禄四年（一六九一）の作句です。

おそらく歯周病が進んで、ぐらぐらする歯が何本かあったのでしょう。注意して食事を取っていながら、ある拍子に海苔の中に混ざった砂粒をかんでしまいました。ジャリッとかみ当てた瞬間、歯に痛みを感じると同時に、老いが近づいたことを実感する芭蕉の心情が読み取れ、情けなさとくやしさがうかがえます。

年を取るにつれ、なんでもない場所でつまづいて転びそうになったり、階段の上り下りがつらくなるなど、日々のふとした出来事の中に次第に近づいてくる老いを感じることが多いようです。少しずつ体力が落ち、やがて老年が迫って来るのは誰しも避けられないこととはいえ、若いころとは違った心の孤独のやり場のなさに人生の悲哀を切実に感じます。

体の衰えの兆しはまず歯に表れるといわれます。歯を見るとおおよその年齢が分かるから、人の一生と歯の寿命に密接な関係があることは古くから知られていました。古代の中国の人たちは、歯の状態が人間の成長過程や年を取る姿を映しだすと考え、年齢を表す漢字に、歯偏を当てて「齢」としました。

生後半年後くらいから生え始める乳歯は、成長するにつれて抜け替わり、十代半ばまでには永久歯に生え替わります。やがて年齢を重ねて永久歯が抜け落ちると、もう後に生えてくる歯はありません。歯科医療が未発達で入れ歯を作る技術がなかった時代、人間は歯の衰えとともに次第に食が細くなって体力が衰え、一生を終えていました。まさに歯の一生は人の生涯そのものでした。

歯偏の漢字は、齦（はぐき）、齜（みそっぱ）、齲（むしば）、齧（かむ）のように、ほとんどが歯肉などの口の中にある物や歯の状態、かむことに関係するものを表します。これに対し、歳を意味する「齢」という漢字は例外的で、抽象的な事柄を表します。まだ近代歯科医学のような知識があるはずもない遠い昔、「齢」を生み出した古代中国人の深い観察力と洞察力、それを基にした創造力と知恵の深さに感心するばかりです。

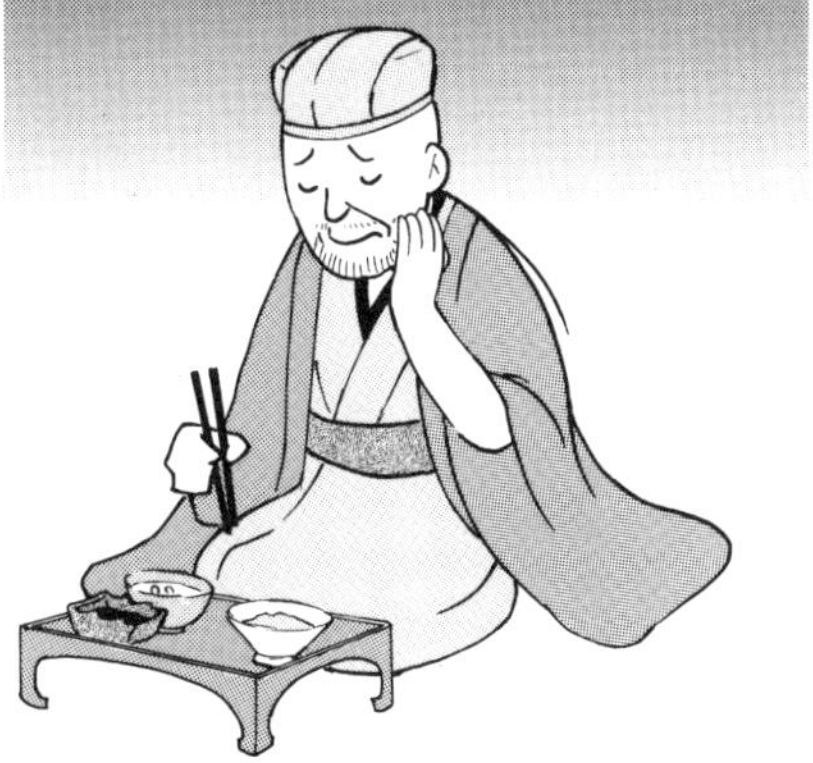

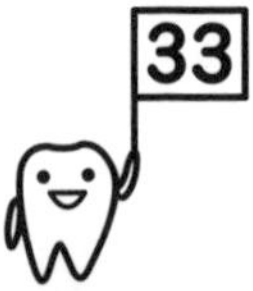

医療保険制度と診療報酬

◆日本の医療保険制度

日本の健康保険制度は、第一次世界大戦後の一九二二年（大正十一）に初めて制定され、一九二七年（昭和二）に施行されました。その後、徐々にその対象を広げ、市町村などが運営する国民健康保険制度の整備によって、一九六一年（昭和三十六）に国民皆保険が達成されました。この国民皆保険制度があることで、国民はいつでも、どこでも保険証一枚で平等に医療を受けることができます。日本の医療保険制度は、世界的に見て最も成果を上げてきた制度といわれています。

私たちが生活する社会は、需要と供給によって商品やサービスの価格が決まる市場経済ですが、医療に関しては国が診療報酬を決める公的医療保険制度が採られています。このため、日本のどこで、どのお医者さんにかかっても同じ医療サービスであれば、診療費は同じです。これは、所得によって受けられる医療に格差がなく、国民全員が平等に医療サービスを受けられることを意味します。

もし医療費が自由化され、市場経済の原理で決まるとしたら、どんなことが起こるでしょうか。恐らく、より高度な医療サービスに需要が集中して医療費を押し上げ、その結果として所得によって医療格差が生じると考えられます。

◆診療報酬

診療報酬とは、医療保険で診療を行った場合の治療費のことを言います。この診療報酬は国によって定められています。国民医療費の財源は大きく分けて、①国や地方の負担、②健康保険料、③患者さんが診療後に支払う一部負担金で賄われています。

診療報酬は基本的には二年に一度見直されます。これが診療報酬改定と呼ばれるもので、二つの内容が含まれます。一つは改定率といわれるもので、全体の国家予算から医療分野にどれだけの財源を配分するかを政府が決定します。もう一つは、その配分された財源の中で、各診療料の個々の治療費を決定するものです。この個々の治療費は、政府が決めた改定率に沿って、厚生労働大臣の諮問機関である中央社会保険医療協議会(中医協)が決定します。

このようにして決められる診療報酬は、国が定めた公定価格であり、原則として全国均一になっているため、医療機関が治療費を勝手に変えることはできないし、患者さんも治療費を値切ることはできません。

医療行為に対する治療費は、保険組合などが七割と患者本人が三割（七十歳以上の患者さんは一～二割）を分担して支払うことになっています。患者さんは治療後に治療費の三割を医療機関の窓口で支払います。残りの七割は、医療費の審査機関に請求書を提出します。この審査機関で請求書に誤りがないか確認され、保険組合などに請求書が回されます。

治療費の支払いには包括払いと出来高払いがあり、皆さんが歯科医院で治療を受けた場合は、出来高払いが主となっています。この出来高払いでは、個々の医療サービス（初・再診料、検査、手術、処置、入れ歯・冠などの補綴《ほてつ》など）について診療報酬価格が定められ、その合計金額が治療費となります。

◆日本の医療費は本当に高い？

ご存じのように、日本の国家財政は莫大な借金を背負い、破綻の危機に瀕しています。同時に、国民医療費は高齢化や医療の進歩に伴い、毎年およそ一兆円ずつ増加し、年間三十兆円を超えるようになりました。そのため、近年では医療費の増加に対応するために医療制度改革が進められ、医療費の抑制などが図られています。

では、果たして日本の医療費は本当に高いのでしょうか？ 世界保健機関（WHO）による日本の医療に対する評価は、世界で第一位であるにもかかわらず、国民一人当たりの医療費は経済協力開発機構（OECD）の中で十九位に位置します。つまり、先進国の中では日本が特に医療費が高いというわけではありません。

社会保障（医療、年金、介護、福祉）や教育は、国家が国民に対して責任を負うべきものですから、それらを経済的観点からのみ議論すべきものでないことは言うまでもありません。

新潟県歯科医師会社会保険部　坂井能達

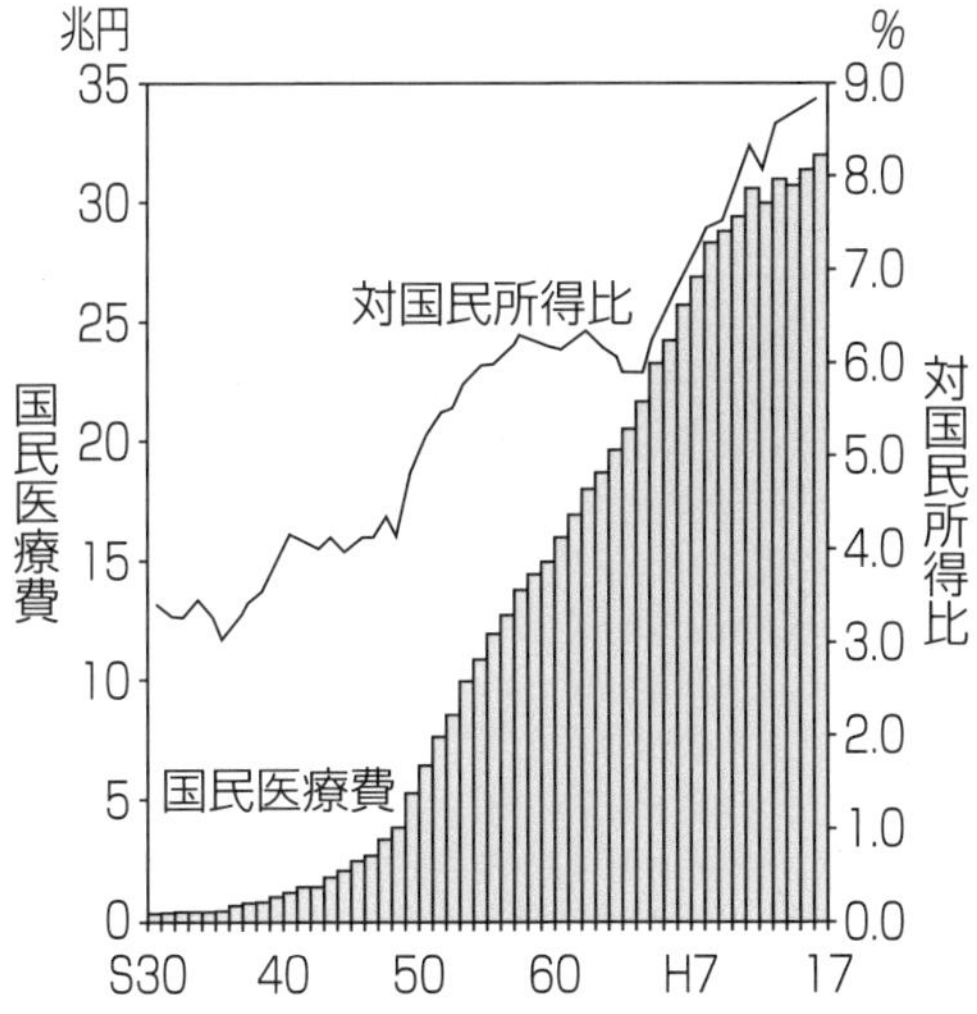

〈平成16年国民医療費の概要〉（厚生労働省）

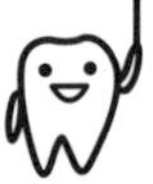

34 歯科の個人識別　警察歯科医会

◆処置の履歴手掛かりに

事故や災害があると、ニュースで「歯型の照合から身元が確認された」と聞くことはありませんか。指紋採取ができないほど遺体の損傷が激しい場合、歯の鑑定から身元確認が行われています。

歯は小さいながら実に多くを物語る不思議な器官です。その人の人生が刻まれていると言っても過言ではありません。

身元不明の遺体の背景には、災害や事件、事故が考えられます。個人を識別する検視《けんし》では、口腔《こうくう》内の検査はもちろん、エックス線撮影なども行います。その上で、歯科医院などで作成されたカルテや、エックス線写真といった生前の資料と比較照合します。

口腔内の検査では、歯や歯列、義歯の特徴、歯周の状態などを確認します。むし歯の進行度、充填《じゅうてん》（歯の詰め物）や冠（歯にかぶせる物）の方法や材質、総入れ歯か部分入れ歯かの区別、欠損状況などは、個人を特定する重要なポイントです。

また歯のエックス線撮影からは、歯根の形態、治療痕《ちりょうこん》など、より詳細な情報が得られ、個人識別を容易にします。

成人の歯は二十八本あります。親知らずを含めると三十二本です。例えばこれらの歯を「健全歯」「むし歯」「処置歯」と三種類に分類したと仮定します。親知らずを含めず、二十八本の歯を三種類に分類すると「三の二十八乗」となり、理論上は約

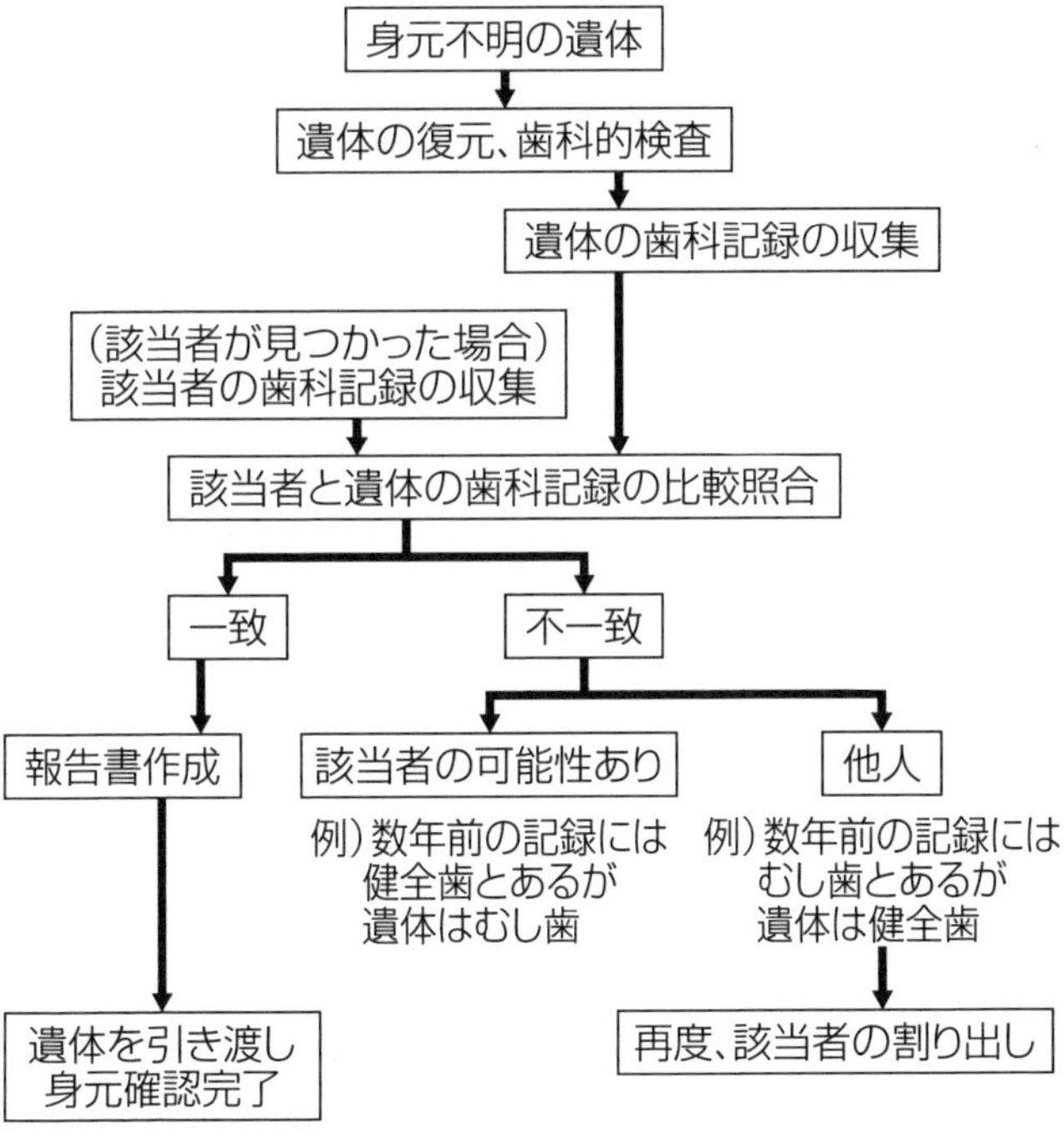

（県歯科医師会発行「その時、歯科医師として」参照）

〈歯科の個人識別手順〉

二十三兆の分類ができます。

しかし、実際には歯が抜けている場合もありますし、親知らずがある人もいます。治療方法や使った材料の違いなどを考えると、その分類は天文学的数字になります。ちなみに指紋で識別する方法では、十の十乗で百億の分類だそうです。

日本では国民の大多数がむし歯や歯茎《はぐき》の病気を経験しており、歯科受診率は世界一といわれます。歯の治療歴や通院歴は家族の記憶にも残りますし、歯科診療所ではカルテとしても残ります。特にカルテは、歯科医師法で五年間の保存が義務付けられており、いざというときの貴重な資料となります。

◆「日航機墜落事故」を教訓に、組織立ち上げ

一九八五年八月の日航機墜落事故では、多数の遺体の身元を確認するため、歯型の照合が行われました。こうした大規模な事故や災害を教訓に、各都道府県歯科医師会では警視庁・道府県警察本部と連携の下、警察歯科組織が設けられました。

新潟県歯科医師会は、八六年に新潟県警察歯科医会を立ち上げました。二〇〇七年現在、新潟県歯科医師会会員は約千三百人ですが、会員全員が警察歯科医会の会員と規定

されています。これは、他県とはやや異なる特徴です。

新潟県内で身元確認に歯の鑑定が行われる事案は、三十三警察署の合計で例年三十件程度。郡市歯科医師会の中には、新潟市警察歯科医会や阿賀北地区警察歯科医会のように「警察協力歯科医会」としての組織を立ち上げ、積極的に法歯学を勉強し、各警察署に協力している所もあります。

食事や会話など、私たちの日常生活に歯は欠かせない存在です。その歯が持つ別な役割も感じていただけたら幸いです。

新潟県歯科医師会学術部　松﨑正樹

35 歯科医師会の活動

◆学校や会社で健診事業

「歯科医師会ってよく聞く名前だけど、何をやっている会なの」といった質問を時々受けます。一言で言えば、国民のためになる事業を行うことが目的の公益法人で、営利を目的としない団体です。すなわち歯科医師会は、その専門性を生かして、国民の役に立つ事業を行っています。そのいくつかの事業を紹介します。

最も一般的な活動は歯科健診事業です。学校・幼稚園・保育園における健診（行政との協力によるフッ素洗口事業を含む）から会社等における事業所健診などを行っています。その結果、十二歳児に代表されるように、二〇〇六年（平成十八）の新潟県内の一人平均のむし歯数は〇・九九本となり、初めて世界保健機構（ＷＨＯ）の数値目標である一本をきり、七年連続で日本一むし歯の少ない県となりました。つまり、新潟県内のむし歯数は二十五年の歳月をかけて五分の一に減ったことになります（表参照）。しかし、このように長い年月をかけて獲得した日本一むし歯の少ない県の座も、少しでも気を緩めるとたちまちむし歯が増加する落とし穴が待っています。そのためにも日常生活の改善や歯科の定期健診が重要になります。

二〇〇八年から七十五歳以上の方を対象とする後期高齢者医療制度がスタートします。この医療制度は、少子高齢化が進むとともに高齢者の医療費が増加するのに対応し、各世代を通じて公平に社会全体が支え合うことを目的としています。私たち歯科医師会は、高齢期における口腔《こうくう》ケアが誤《ご》嚥《えん》性肺炎やインフルエンザの発症の予防に重要であり、同時に高齢者のＱＯＬ（生活の質）を高めて健康寿命の延伸に寄与するものと考え、積極的に口腔ケアの重要性を周知し、８０２０運動の推進、達成を目標に活動していきます。この活動によって、楽しい食生活と笑顔で豊かな人生の一助にな

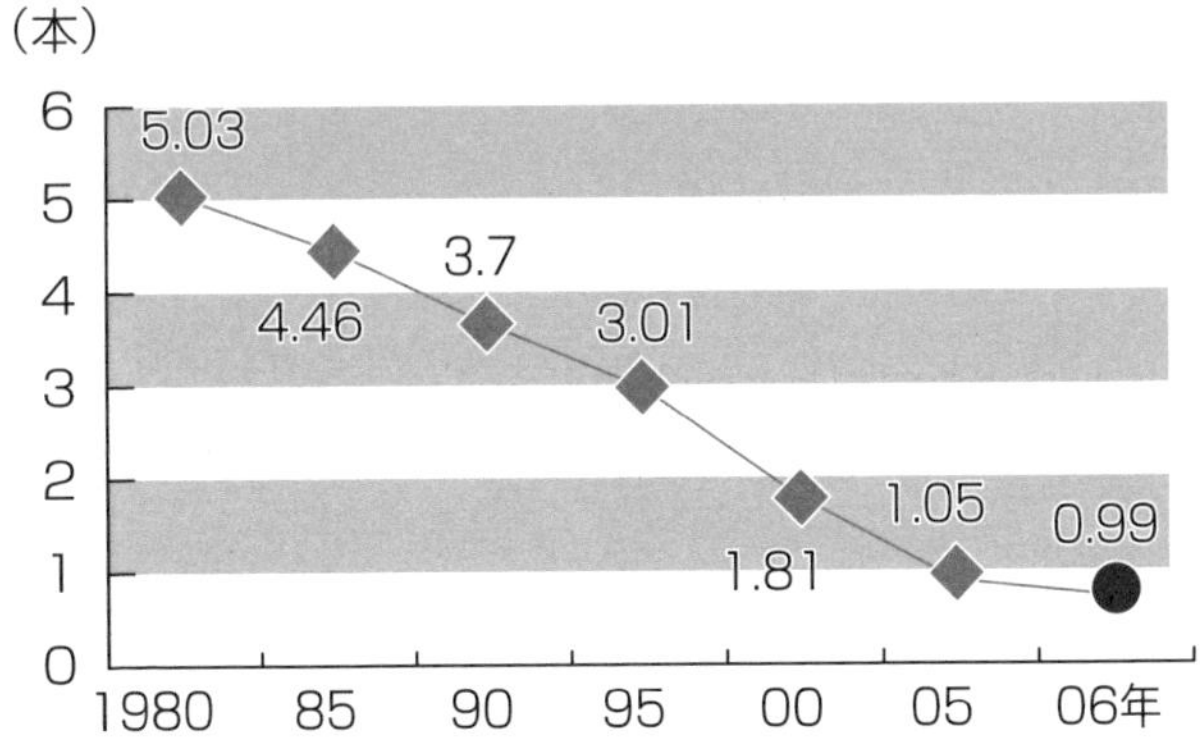

〈新潟県の12歳児一人平均むし歯数の推移〉

れればと考えています。

次に在宅訪問診療についてです。国民の高齢化に伴って、在宅介護を必要とする人が増えてきています。このような人たちに対応するために、行政と連携して歯科の在宅訪問診療（往診）を行っています。

◆大規模災害時、口腔のケアも

本書一六六ページでご紹介したように、警察歯科医会という活動も行っています。新潟県では、約千三百人の歯科医師会会員全員が参加しており、各警察に協力して主に歯型や治療の状態を調べ、身元不明死体の身元割り出し

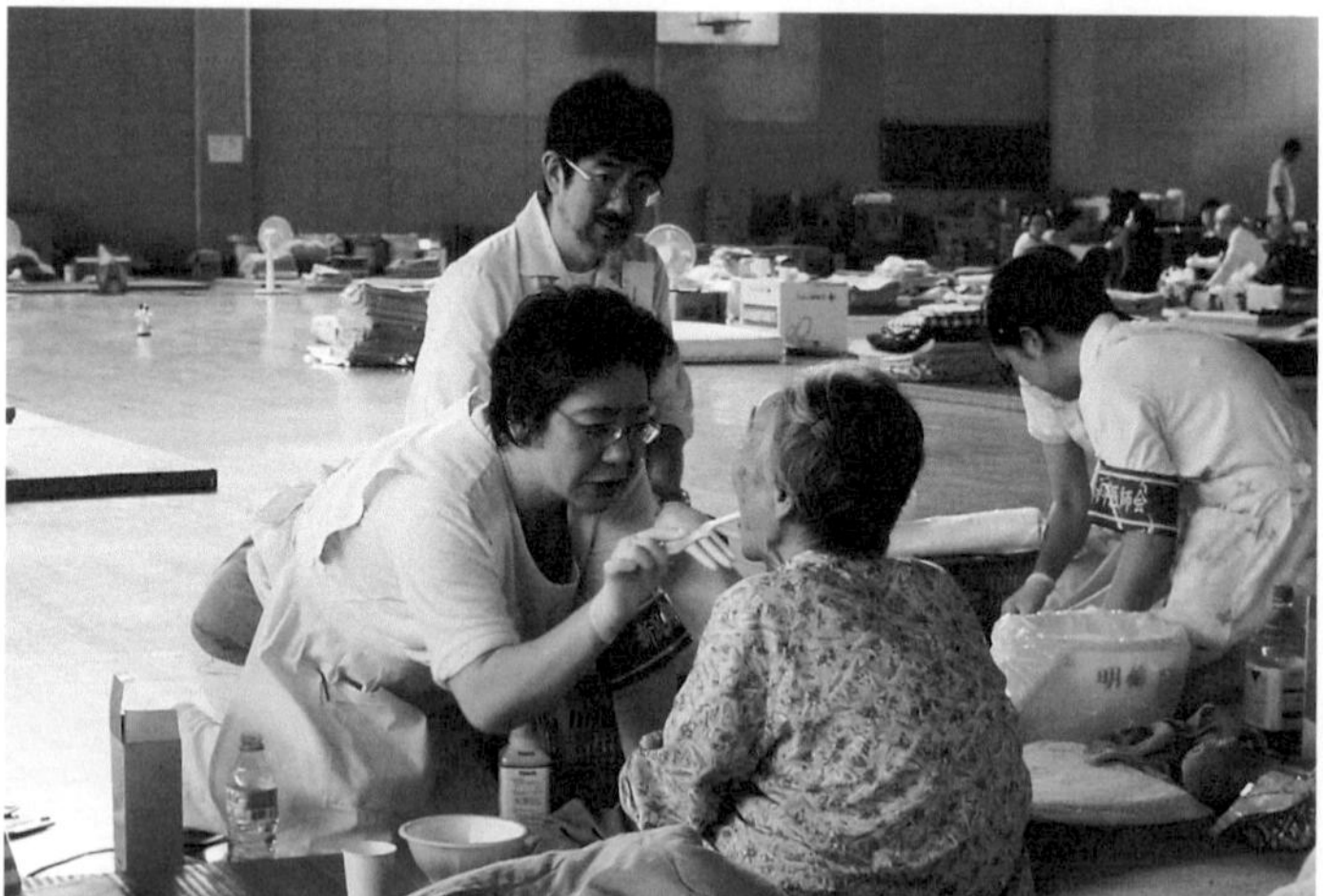

歯科医師と歯科衛生士がペアを組み、中越沖地震の避難所を巡回して口腔ケアを行った（2007年7月）

に協力しています。これらは日航機墜落事故を契機に設立され、尼崎脱線事故のような大事故や阪神淡路大震災のような大災害の際にも行われます。

また「7・13水害」や「中越地震」、「中越沖地震」などの大規模災害においては、歯科救護活動や巡回口腔ケア活動などをいち早く開始し、被災地における歯科治療や誤嚥性肺炎の予防に尽力しました。

ほかにも、歯科休日急患センターにおける休日診療や障害者歯科治療および障害者歯科治療担当医の養成を行っています。また、歯科医師会会員に対する学術研修はもちろんのこと、歯科衛生士や歯科技工士らのスタッフへの研修などを開催するとともに、歯科に関する市民公開講座（演題例・引きこもり、在宅介護など）も開いていますので、ぜひ一度おいでください。

今後は、国民、県民の皆さんと対話集会などを企画しながら、さらにより良い活動を模索していきたいと思っています。

新潟県歯科医師会会長　岡田広明

あとがき

現在、医学・歯学は長足の進歩を遂げ、高度に専門的となり細分化が進んでいます。こうした医学・歯学の最前線情報については、時折マスメディアによって紹介されることがあり、ご覧になったことがあるかと思います。

その一方で、日常的に患者さんが持たれる悩みや疑問などを解決するための情報は、必要とされる方が多いにもかかわらず、意外と少ないのではないでしょうか。

こうした背景を踏まえ、本書では歯の基本的な知識や歯科保健について、歯科医師の立場から最低限知っておいてほしいことをまとめました。さらに歯科医療の最先端と将来への展望、歯科医師会組織が地域において取り組んでいる歯科保健活動なども収載してあります。

歯科医療や歯科保健に関する話題は多岐にわたり、尽きることがありません。それらの中から重要性や必要度に応じて取捨選択した項目を分かりやすさを心掛けて解説していますので、「生涯を通じた歯科保健・医療」によって健康な歯で豊かな人生を送るためのガイドブックとして読んでいただけると思います。

わが国では急速な高齢化が進み、高齢者が全人口の二割を超える超高齢社会となりました。この超高齢社会においては健康寿命の延伸が大きな課題となります。お年寄りにとって「おいしく食べること」が大きな楽しみであるといわれていますので、人生の最後まで豊かな食生活を送るために、生涯にわたって歯や口の機能をきちんと維持しなければなりません。

本書は、妊娠から始まり、乳幼児期、成人期そして高齢期まで各年齢層の歯科保健・医療に触れ、皆さんの日々のお口の健康管理に役立てもらえるようになっています。興味のあるところから読んでいただき、思い立ったらすぐにでも歯の健康に取り組んでいただければ幸いです。

最後に、新潟日報本紙連載に当たってご助言いただいた新潟日報社学芸部の方々、書籍化にお力添えいただいた新潟日報事業社出版部に深く感謝申し上げます。

二〇〇七年十一月

これだけは知っておきたい歯の基礎知識
みんなでワッ歯ッ歯

2007年11月1日　初版1刷発行

編著者　新潟県歯科医師会
発行者　德永　健一
発行所　新潟日報事業社
〒951-8131　新潟市中央区白山浦2-645-54
電　話　025-233-2100
FAX　025-230-1833
www.nnj-net.co.jp
印刷所　新高速印刷株式会社

定価はカバーに表示してあります。
落丁・乱丁本は送料小社負担にてお取り替えいたします。

ISBN978-4-86132-246-4